おうち時間を
快適に過ごす

入浴は究極の疲労回復術

早坂信哉著　東京都市大学人間科学部　学部長・教授

山と溪谷社

はじめに

この本は、

「人生100年時代、寝たきりにもならず健康なまま暮らしたい」

「何かと不安なことが多くて、落ち着かない」

「家にいる時間が増えたから、バスタイムをもっと充実させたい」

「銭湯も温泉も大好きなのに、今、行っていいの……?」

「肩凝りや腰痛、関節痛、冷え――、体の不調をなんとかしたい」

「手軽に疲れが取れる方法を知りたい」

そんな思いを抱えている方たちに、「お風呂って意外とあなどれないんですよ!」「もっと意識的にお風呂を使いましょう!」ということをお伝えしたくて書きました。


あらためまして、温泉療法専門医の早坂信哉です。

「え、温泉療法専門医?」

そう思った方も多いかもしれません。私の専門は「温泉療法」です。20年以上にわたって、お風呂と温泉について研究してきました。

私がお風呂に関心をもつようになったきっかけは、地元の宮城県で地域医療に専心していたころに遡ります。まだ介護保険がはじまる前のことですが、当時から、自分ではお風呂に入れないお年寄りの方々をお風呂に入れるサービスがありました。そのときに看護師さんが困る場面が多々あったのです。

入浴前に患者さんの体調をチェックすると、なかには血圧が170とか180とか高い方がいらして、お風呂に入れてあげてもいいものか、悩む場面がありました。お風呂に入れてもらうサービスは週に1、2度しか受けられないので、本人としてはせっかくのチャンスを逃したくない。でも、看護師さんとしては何かあったときのことを考えると躊躇してしまう。

そこで「主治医の先生に聞きましょう」という話になり、「こういう状況なのですが、○○さん（患者さん）をお風呂に入れてもいいですか？」と、よく相談の電話をいただきました。

血圧が高くてもお風呂に入っていいかどうか――。

ごく単純な相談ですが、医学部の6年間でお風呂の話はほぼ出てきません。シンプルな話なのだから医学の教科書をくまなく見直せばどこかに書かれているだろうと思い、いろいろな教科書を調べましたが、きちんと書かれているものはありませんでした。温泉に関する研究は多少見つかったものの、お風呂というのはあまりにも身近すぎて、ほとんど調べられていなかったのです。

では臨床の現場ではどうしていたのかというと、経験と勘です。

「そのくらいなら大丈夫」

「ちょっと心配だから、今日はやめておきましょう」

そんなふうに、その人の経験と勘で可否を判断されていました。

それでいいのか――。当時は、だんだんと「科学的な根拠（エビデンス）をもとに判断すべきだよね」という世の中になりつつあった頃です。身近なお風呂についても、ちゃんと明確な根拠をもって判断ができるように、研究すべきではないか。そう思ったのが、私がお風呂研究の道に進むことになったきっかけです。

入浴は「健康で長生き」を引き寄せる生活習慣

それから20年がたって、この間に、少しずつ少しずつ研究結果が出てきました。

今では、毎日湯船に浸かるという習慣が、次のような効果を生むことがわかっています。

●介護予防につながる
●心筋梗塞や脳卒中を起こすリスクを減らす
●認知症やうつ病になるリスクを減らす

おそらく、もう少しすれば、「毎日の入浴が死亡率を下げる」という研究結果も出てくるでしょう。いずれにしても、入浴習慣が「健康で長生き」に関係していることは明らかです。ところが、そのことがあまり知られていません。「健康日本21」という、国が進めている総合的な健康政策にさえ、入浴という項目は入っていないのです。食生活や睡眠、運動などは入っているのに、入浴は、日本人にとってはあまりにも身近な生活習慣だからか、その健康効果が十分に伝わっていません。

お風呂は優秀な健康増進機器

もしかしたら、コロナの影響で外に出る機会が減って、マッサージチェアやランニングマシンなどの健康器具を購入した方もいらっしゃるかもしれません。あるいは以前に買った健康器具が自宅の隅っこに眠っている家も少なくないでしょう。

それよりも、私たちにはお風呂があることを忘れていませんか？

お風呂は、日本ではほぼすべての家庭に備わっている健康増進装置です。ただ汚れを落とすためのものではありません。

そして、今回のコロナ禍で、入浴は、オンとオフを切り替えるスイッチにも使えることを再認識しました。このことについては本文で詳しく説明します。

せっかくお風呂という健康増進装置を自宅に備えているのですから、もっと効果的に、もっと意識的に、もっと積極的に使わなければもったいないでしょう。

この本では、まず1章で、入浴がいかに優れた健康法なのかということをお伝えします。2章では正しくお風呂に入る方法を、3章ではちょっとした工夫でさらに入浴時間が快適になる方法を、4章ではコロナ疲れやコロナストレスの解消法としての入浴法をご紹介します。

そして、5章、6章では、自宅から少し足を延ばして、銭湯やスーパー銭湯、温泉の効能・活用法についてお伝えします。

入浴を、単なる日課ではなく、心と体の健康法として意識的に使ってほしいと思います。入浴は自宅にいながら誰もが簡単にできる、ほとんどお金もかからない、それでいて強力な健康法です。

おうち時間を快適に過ごす入浴は究極の疲労回復術　目次

3章 ちょっとした工夫でおうち風呂はもっと楽しい

1章

入浴は最高の健康法

入浴習慣は健康寿命を延ばす

「人生100年時代」という言葉がすっかり現実味を帯びてきて、女性に至っては過半数が90歳を超えるようになりました。その一方で、切実な問題となっているのが「健康寿命」です。

日本人の場合、平均寿命と健康寿命の差が10歳前後あるといわれています。つまり、寝たきりになったり介護を受けたり、日常生活に何らかの支障のある期間が平均で10年前後あるということ。長生きはいいことですが、「できることなら健康なまま長生きしたい！」というのが誰もが抱く共通の願いでしょう。

実は、入浴習慣は介護が必要になるリスクを減らすことがわかっています。

全国18市町村に住む要介護認定を受けていない高齢者1万3786人を対象に、3年間の追跡調査を行い、夏と冬の浴槽入浴（湯船に浸かって入浴すること）の頻度と、その後に要介護認定を受けたかどうかの関係を調べました。

その結果、夏も冬も、毎日お風呂に入っている人は、週に0〜2回しかお風呂に入っていない方に比べて、要介護認定を受けるリスクが3割ほど減ることがわかったのです。これは、千葉大学の研究チームと私が一緒に行った研究の結果です。

私たちの研究チームがこれまでに行ってきた調査では、およそ半数の人が毎日、浴槽入浴を行っています。逆にいえば、残り半分の人は、毎日は入っていない（シャワーで済ませてしまっている）ということ。

ただ毎日湯船に浸かって入浴をするだけで、前述のように、将来的に介護が必要な状態になるリスクを3割も減らせる、つまりは健康寿命を延ばすことができるのなら、毎日入らないのはもったいないと思いませんか？

毎日湯船に浸かって入浴する。ただそれだけで人生が変わる可能性がある、といっても大げさではありません。

入浴習慣は心疾患、脳卒中、糖尿病を防ぐ

毎日お風呂に入ることで、心臓病や脳卒中、糖尿病といった病気を予防できることもわかってきました。特に心臓病と脳卒中については、長期の研究結果が出ています。

これは、がんや循環器疾患（心臓病や脳卒中など）になったことのない40～59歳の男女、約3万人を対象に、20年という長い年月をかけて追跡調査を行った結果です。研究の開始時に浴槽入浴の頻度についてたずね、「週2回以下」「週3～4回」「ほとんど毎日」という3つのグループに分けて、それぞれのグループで、その後の20年の間に心筋梗塞や心臓突然死、脳卒中（脳梗塞、脳出血、くも膜下出血）を発症する人がどのくらいいたかを調べました。

そうすると、「ほとんど毎日」お風呂に入っている人は、「週2回以下」の人に比べて次のような傾向があったのです。

●心筋梗塞や心臓突然死を起こすリスクが35％低い
●脳卒中を発症するリスクが26％低い
●なかでも脳出血は46％低い

心臓病も脳卒中も、毎日お風呂に入っている人たちのほうが、発症する人が明らかに少なかったのです。これは、国内で行われた研究です。

そのほか、全国に1000万人いるといわれる糖尿病（予備軍を含めると2000万人）についても、少しずつ、入浴との関連が明らかになっています。

たとえば、糖尿病の患者さんを対象にした研究では、ほぼ毎日お風呂に入っている人のほうが、血糖のコントロールが良いという結果が出ています。また、入浴が食後の血糖値を少し下げる効果があるという報告もあり、入浴は糖尿病予防にも役立つのでは、といわれはじめています。

入浴が私たちの体にもたらす直接的な効果については、あらためて紹介しますが、お風呂に入ることで体が温まり、全身の血流がよくなり代謝も上がります。その毎日の積み重ねが、心臓病や脳卒中、糖尿病といった怖い病気の予防にもつながるのだと思います。

入浴習慣は幸福度を高める

ゆっくり湯船に浸かると、なんとなく幸せな気持ちになる。このことには皆さん共感してくださると思いますが、もう少し客観的に見てみようと、入浴と幸福度の関係を調べたことがあります。

2012年には、静岡県に住む6000人の男女を対象に調査を行いました。「週に何回お風呂に浸かる入浴をしていますか?」とたずねるとともに、どの程度幸せを感じているかを10段階で評価してもらうという方法で、入浴習慣と幸福度の関係を調べたのです。最終的におよそ3000人から回答を得られ、10段階評価で「8〜10」の人を「幸福度の高い人」、「7以下」の人を「幸福度の低い人」として分析を行いました。

その結果、毎日お風呂に入っている人のうち「幸福度の高い人」は54%、幸福度の低い人は46%でしたが、毎日は入っていない人では「幸福度の高い人」が44%、幸福度の低い人が56%」と、差が見られたのです。毎日お風呂に入っている人のほうが、幸せを感じている人が10％多くなっていました。

その後も同じような調査を行っていますが、不思議なことに、何度行っても同様の結果になります。やっぱり毎日お風呂に入っている人のほうが、幸福度が高いのです。

先日は、0歳から5歳のお子さんをもつお母さんたちにウェブ調査を行いました。このときには、子どもを湯船に入れる頻度とご自身の幸福度の関係を調べたところ、毎日子どもを湯船に入れているお母さんたちの幸福度は高いという結果になりました。

なぜ毎日湯船に入ると、あるいは毎日子どもを湯船に入れると、幸福度が高まるのでしょうか。その一つの要因として、ホルモンの変化があります。

私たちの研究グループで入浴時のホルモンの変化を調べたところ、湯船に入ると、ストレスを受けたときに分泌されるストレスホルモンの「コルチゾール」が減り、逆にストレスを緩和する幸せホルモンの「オキシトシン」が増えることがわかりました。もちろん、ホルモンの変化だけで説明できるほど単純な話ではないでしょう。でも、お風呂に入って「幸せだなー」と感じているときには、体内でホルモンの動きも変化しているということです。

免疫力が高まる入浴法

新型コロナウイルス感染症（以下、コロナ）が流行して以来、免疫力を気にかける方が多くなったようで、質問をいただくことが増えたのが、免疫力と入浴の関係です。

「毎日お風呂に入っていたら、免疫力は高まりますか？」

そんな質問をたびたび受けますが、残念ながら、入浴習慣が長期的な免疫力にどう影響するのかを調べた研究は、私の知る限り、今のところありません。一時的な影響であれば、免疫を担う細胞である「リンパ球」が増えた、そのリンパ球の一つである「NK（ナチュラルキラー）細胞」が増えた、といったことが報告されています。

また、免疫力を上げるには、「血流をよくする」ことと「体温を上げる」ことがカギ。

リンパ球をはじめとした多くの免疫細胞は、骨の中心部にある骨髄で生まれ、血流に乗って、全身のあらゆる場所へ働きに出かけます。つまり、免疫細胞がつくられる場所と、実際に働く場所は離れています。

入浴によって体温が上がり、免疫細胞にとっての〝移動手段〟である血流がよくなれば、免疫細胞たちがスムーズに全身を循環できるようになります。ですから入浴によって免疫力アップが期待できるのです。

体温が上がること自体も大切です。体温が上がると、免疫細胞の活性が高まります。こうしたことを考えると、体を温めて血流をよくしてくれる入浴が、免疫力を上げる生活習慣であることは間違いありません。ただし、熱すぎるお湯に浸かると、体にとってストレスとなり、かえって免疫力が抑えられる心配も。湯温は41℃までにしましょう。

また、入浴によるリラックス効果も、免疫力アップに役立ちます。リラックスすると、自律神経のうちの副交感神経の働きが高まります。副交感神経は、体を回復させる方向に導く神経なので、副交感神経の働きが高まれば免疫力も高まるのです。

肩までゆっくりお湯に浸かり、目を閉じて、腹式呼吸で鼻から3秒息を吸い、口をすぼめて5秒かけて息を吐き出してみてください。そうすると、リラックス効果がさらに高まり、免疫力アップにもつながります。

自律神経を整える、超お手軽な方法

先ほど、「自律神経」という言葉が出てきました。自律神経のバランスを整える方法としても、入浴はとても優秀です。

そのことをお伝えする前に、自律神経とは何か、ここで簡単に説明しておきます。

自律神経とは、内臓や血管などの働きをコントロールしている神経のこと。自律神経には、アクセル役の「交感神経」とブレーキ役の「副交感神経」の2種類があり、全身の器官に対して反対の働きかけをしています。

たとえば、交感神経が優位になっているときには、血管は収縮し、血圧は上がり、心臓の鼓動は速くなります。逆に副交感神経が優位になっているときには、血管は広がり、血圧は下がり、心臓の鼓動はゆっくりになります。

交感神経優位の状態は「活動モード」、副交感神経優位の状態は「リラックスモード」、あるいは「オン」と「オフ」とイメージしていただければわかりやすいでしょう。

自律神経は、日中は交感神経優位の活動（オン）モードに、夜になると副交感神経優位のリラックス（オフ）モードに切り替わっていくのが自然なリズムなのですが、このリズムが崩れてしまうと、疲れやすくなったり、情緒不安定になったり、便秘や頭痛、めまいなどさまざまな不調につながります。体の不調を感じて受診しても、レントゲンや採血などの検査をしても異常なし、と言われることが多いのです。

特に多いのが、交感神経が絶えず高ぶっているパターンです。

そのため、「どうやって交感神経の高ぶりを抑え、副交感神経の働きを高めるか」「どうやって自律神経のバランスを整えるか」ということが、本や雑誌、テレビの健康番組など、さまざまなメディアで紹介されています。

具体的には呼吸法やヨガ、太極拳といったことで、確かにどれも効果的だと思いますが、取っかかるのに手間がかかります。

心療内科の分野では「自律訓練法」というものがあります。これは「手足が温かくなる」

「楽に息をしている」「額が涼しくなる」などと自己暗示をかけて、意識的にリラックス状態をつくることで自律神経のバランスを整えようという訓練法です。マスターすれば深いリラックス状態を得られますが、マスターするまでは容易ではありません。

その点、お風呂に入れば、誰でも自然にリラックスすることができ、副交感神経優位の状態になります。何かを頑張ってマスターする必要はありません。

イライラするときは「ぬる湯」、シャキッとしたいときには「あつ湯」

しかも、お湯の温度によっては交感神経のほうを刺激することも可能です。

目安をいえば、38℃から40℃のお風呂に入ると副交感神経が刺激され、42℃以上の熱いお風呂では交感神経が刺激されます。

ですから、イライラしているとき、不安や心配事があってリラックスしたいときには40℃までの「ぬる湯」で。

体調が悪いわけではないのになんとなくやる気が出ない、シャキッとしたいというときには42℃くらいの「あつ湯」を短時間（5分ほど）。

そんなふうに、気分に応じてうまく使い分けてください。


自律神経は私たちの意思ではコントロールできないので、「どうコントロールするか」「どうバランスを整えるか」がよく話題に上ります。

ヨーロッパでは、山などの少し寒いところで散歩をするなど、普段とは異なる気候環境で療養する「気候療法」が行われています。これは、適度に交感神経を刺激することで、代謝を上げたり良質な睡眠を得たりすることが目的です。

入浴であれば、難しいことを覚えなくても、わざわざ遠くに出かけなくても、お湯の温度を設定するだけで、交感神経を刺激することもできれば、副交感神経を刺激することもできます。給湯器のボタン一つで自律神経の切り替えが行われるのですから、私は、入浴ほど、手軽な自律神経の整え方はないと思います。

驚くほど疲れが取れる温冷交代浴

体が疲れているときのリフレッシュ法としてぜひおすすめしたいのが「温冷交代浴」です。海外のトップアスリートが行う疲労回復法として以前から知られていて、日本では最近のサウナブームに伴い注目されつつあります。

やり方は簡単で、「温かい湯に3分間入ったあと、冷たい水に1分入る」ことを3回繰り返すのが基本です。それぞれの温度は、国や論文によってさまざまですが、一般的には「冷たい水が15℃以下、温かい湯が35℃以上」といわれています。

ただ、試してもらうとわかりますが、15℃以下の水はかなり冷たい。一方、35℃は、日本人にとってはかなりぬるい。欧米人は熱いのが苦手な人が多いので、入浴の温度が低い傾向にあります。

私は、日本人の場合、「温かいほうが40℃を少し超えるくらい、冷たい水は20℃から25℃」を目安にすることをおすすめしています。温度差が20度前後あれば、しっかりした温冷交代浴ができます。

温冷交代浴によって疲れが取れる、筋肉のダメージが回復するといった効果は、国内外のさまざまな研究ですでに明らかになっています。

なぜ疲れが取れるのでしょうか。温かい湯に入って体が温まると、血管が広がります。そして冷たい水に入ると、血管がキュッと収縮します。血管を強制的に広げたり縮ませたりすることで、ポンプのように働き、末端まで血流がよくなり、筋肉などの疲労物質が除去されるとともに、必要な栄養分が隅々にまで行き渡ります。そのため、疲れがすっきり取れるのです。

ただし、慣れない方にはちょっと注意が必要です。

まず、先ほど紹介した温度ですが、慣れない方にとっては、25℃でもかなり冷たく感じると思います。ですから、まずは30℃くらいからはじめましょう。

温かい湯が40℃で、冷たい水が30℃であれば、温度差は10度。そのくらいマイルドな温冷交代浴からはじめて、だんだん慣れて物足りなく感じだしたら20度くらいまで温度差を広げましょう。

また、慣れている方のなかには「温度差が大きければ大きいほど効果的なのでは?」と、かなり熱めの湯と冷たい水風呂で温冷交代浴をされる方もいるようです。

これはもったいないやり方です。42℃を超えると、交感神経を刺激し、血管を縮めるほうに働く可能性があります。温冷交代浴は、温かい湯で副交感神経を刺激して血管を広げる、冷たい水で交感神経を刺激して血管を縮めることを交互に行うというのが本質です。熱すぎる湯では「温冷」ともに交感神経への刺激になってしまうので、私は41℃くらいまでをおすすめしています。

では、低いほうはいくらでも低くていいのかというと、もともと交感神経を刺激するものですから、その意味では、20℃を下回るような冷たい水風呂でもかまいません。ただ、心配なのは安全面です。

熱いお風呂やサウナのあとに10℃を切る水風呂に入るのが好きな方もいらっしゃいますが、刺激が大きすぎると、交感神経が強く刺激されすぎて、血圧が急上昇して心臓に負担をかけてしまいます。たとえば、温冷交代浴をしながら心臓の拍動がバクバク感じるようであれば、刺激が大きすぎるので、もう少し温度差を少なくするようにしましょう。

また、立ちくらみがするときも、ちょっと負担が大きいということですから、回数を3回から2回に減らす、お湯に浸かる時間を3分から2分に減らすなど、全体的な入浴時間を減らしてみることをおすすめします。

ところで、自宅のお風呂で温冷交代浴を行うときには、熱い湯船と冷たい（ぬるい）湯船の2種類を用意することはできません。その場合、冷たいほうはシャワーで十分です。温かい湯に入ったあとで、湯船から出てシャワーを、ちょっと冷たいなと感じるくらい（30℃程度）の温度で、1分間あてましょう。まずは手足の末端から、慣れてきたら体の中心部まであてる。そうやって湯船とシャワーを繰り返す温冷交代浴でも、十分に効果的で、すっきりとリフレッシュすることができます。

そしてもう一つ大事なポイントが、最後は温かい湯で終わること。温冷交代浴を紹介する記事のなかには「最後は冷たい水でしめましょう」と書かれているものもありますが、冷たい水で終わると体温が下がり、せっかくよくなった血流が悪くなってしまいます。ですから、「最後は温かい湯で」と覚えておいてください。

運動後に疲れを取るコツ

前項では疲労回復の特効薬として温冷交代浴を紹介しましたが、もちろん普通にお風呂に入るだけでも疲れは取れます。

ウォーキングや登山などの運動、あるいは旅行や買い物などでいつもよりも体を動かしたあとには筋肉に疲労物質がたまり、栄養分が足りない状態になります。疲れた体を回復させるには、血液の流れをよくして、体内の隅々まで酸素と栄養分を行き渡らせることが大切です。

繰り返し伝えているように、入浴は体温を上げて血液の流れをよくする効果がありますから、当然、普通にお風呂に入るだけでもリフレッシュすることができます。

ここで大事なのが、タイミングです。たとえば、運動で疲れた直後に体を癒やすために、まずお風呂に入るという方、いませんか？

これはおすすめしません。体を動かした直後というのは、筋肉の疲労を取るために、筋肉に血液を一生懸命流したいタイミングです。そのときにお風呂に入ると、皮膚の表面が温まり、末端の血管が開いて、そちらに血液が取られてしまいます。そうすると、筋肉の疲労回復が後回しにされてしまう可能性があるのです。

ですから、体を動かした直後の入浴はなるべく避けましょう。30分から1時間あけてお風呂に入ることをおすすめします。

ただ、運動をしたあとは汗をかくので、汗を流すためにすぐにお風呂に入りたいという方もいらっしゃるでしょう。特にスポーツジムなどでは、運動直後に大きなお風呂に入るのが楽しみの一つとなっている方は多いかもしれません。

そういう方には残念なアドバイスになってしまいますが、疲労回復という意味では、運動直後はシャワーで汗を流すだけにして、30分から1時間たってから、しっかり疲れを取るために、あらためて湯船に浸かるというのが理想です。

運動後にお風呂に入るなら38℃

温泉医学の世界では以前から「運動直後の入浴は避ける」といわれていて、本当にそうなのか、実証実験を行ったことがあります。

このときには、学生さんたちにトレッドミルで息が切れるまで走ってもらって、その直後にお風呂に入るパターンと、セオリーどおりに1時間待ってお風呂に入るパターンを試し、比較しました。ただ、運動直後に熱い湯船に入るのはさすがに大変そうでしたので、湯温は38℃と少しぬるめに設定しました。

疲労の測定は難しいのですが、一つの指標として「乳酸」の値が使われています。このときにも血液中の乳酸値の下がり具合を比較しました。その結果どうだったのかというと、38℃であればすぐに入っても、1時間待ってから入っても、乳酸値は同じように下がっていく、つまり疲労の回復具合は変わりませんでした。

湯温を一般的なお風呂と同じ40℃、41℃で検証を行ったら、違った結果になっていたかもしれません。しかし、ゼーゼーと息が切れるほど運動をした直後に40℃のお風呂に入ることは、とてもできそうにありませんでした。

この研究からわかったことは、38℃というぬるいお風呂であれば血流が大きく変わるわけではないので、すぐに入っても大丈夫そうだ、ということです。

運動などで体を動かしたあと、どうしてもすぐにお風呂に入りたい方は、シャワーで汗を流すだけにとどめるか、38℃程度のぬるいお風呂にしましょう。それであれば、疲労回復の妨げにはなりません。

ただし、あくまでも理想は、体を動かしたあと30分から1時間あけて、40℃程度のお風呂にゆっくり浸かることです。そのほうが体の疲れが取れやすいことは、どうぞお忘れなく。

そして、もっと疲労回復効果を高めたいときには、前項で紹介した温冷交代浴です。湯船で体が温まったあとに冷たい水に触れるのは勇気がいるかもしれませんが、まずは30℃程度のマイルドな交代浴から試してみてください。すっきりすると思います。

入浴は、最良の睡眠法

眠れない、寝つきが悪い、夜中に何度も目が覚める、十分な時間寝ても朝すっきりしないなど、不眠に悩んでいる人は多くいます。日本人の場合、成人の5人に1人が、60歳以上では3人に1人が不眠に悩んでいるとの調査結果もあるほどです。

特にコロナの流行によって、先の見えない不安や会いたい人に会えないストレスを抱え、生活スタイルを変えざるを得なかった頃には、ますます不眠を感じる方が増えたのではないでしょうか。

私は、最も簡単で最良の睡眠法も、入浴だと思っています。

良質な睡眠をとるには、眠りはじめの90分間が大事です。そこで深い睡眠を得られるかどうかが、睡眠の質を左右するといわれます。そして、多くの研究で、いったん体温を上げたあと下がっていくタイミングで布団に入ると、最初の90分間に深い睡眠を得られることがわかっています。

この「いったん体温を上げる」ために、自宅でできる最も手軽で有効な方法が入浴なのです。

このときに気をつけていただきたいのは、タイミングと温度です。

まずタイミングは、布団に入る1時間半前にお風呂に入ると、ちょうどいいといわれています。入浴で上がった体温がほどよく下がってきたところで睡眠に入ることができるからです。

また、温度は、高すぎると交感神経のスイッチが入って体が興奮してしまいます。自律神経は、日中は交感神経のほうが活性化し、夜に近づくにつれて副交感神経優位に変わっていくのが自然なリズムです。眠りにつくには副交感神経のほうを働かせてリラックスする方向にもっていきたいので、温度はやはり40℃くらいまでにしましょう。

眠りたい時間の1時間半前に40℃のお風呂に入り、体をいったん温めて、ほどよく体温が下がったところで布団に潜り込む。これが、最良の睡眠法です。

冷え性解消には、あえてこの温度で

手足が冷えてつらいという「冷え性」も、多くの人が悩んでいる症状の一つです。

ちなみに、この冷え性。実は海外ではあまり問題になっていません。そのため、冷え性の研究は海外ではほとんど行われていません。欧米の人も手足が冷たいことはあるようですが、それを病気、あるいは不快なものとして認識する習慣がないようです。ですから冷え性は、日本人特有、あるいは東洋医学的な考え方なのです。

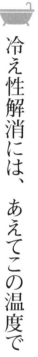

いずれにしても日本では体の冷えを病気として認識する習慣があり、特に女性は、調査によって幅がありますが、5割から7割の人が何らかの形で冷え性に悩んでいるといわれています。冷え性対策には、運動や体を温める食べ物などいろいろありますが、私は、お風呂が一番手軽で確実な、冷えを和らげる方法だと思います。

ただし、湯温は、ぬるめで。冷えを気にしている人ほど、熱いお湯に入りたくなるかもしれませんが、42℃以上の熱いお風呂は、いったんは体温を上げても、湯船から出たあと、その効果が長く続かないのです。

おそらく急速に体温を上げると、人間の体はまた元の温度に戻そうと一生懸命に働くのでしょう。比較すると、むしろ38℃や40℃といった、ややぬるいお風呂のほうが、体温の上がり方が緩やかな分、下がり方も緩やかで、温かい状態がより長く続くのです。

ですから冷え性の方は、あえて、ぬるめのお風呂に入りましょう。

また、冷えやすい体質から改善したいときには、手足だけの温冷交代浴を。

冷えが気になる手や足に、温かい湯と冷たい水を交互に3回ずつくらいかける。そうすると、手足の血管が広がったり縮んだりするので、血流がよくなります。

手足が冷えるということは、血管の収縮と拡張がスムーズにいっていなくて手足の末端の血流が悪くなっていると考えられます。たとえば、寒いところで末端の血管が収縮しすぎたり、逆に、広がったほうがいいときに広がらなかったりする。

手足の温冷交代浴を行うことで、血管の拡張と収縮をスムーズに切り替えるトレーニングになります。

面倒なときには「シャワー浴＋足浴」で

冷え性は若い女性にも多いのですが、若い人のなかには湯船に浸からない人も少なくありません。特に一人暮らしの場合、シャワーで済ませてしまう人が多いようです。ある調査では、20代で毎日湯船に浸かる人はわずか25％でした。

しかし、シャワーだけでは体は温まりません。

毎日の入浴をシャワーで済ませるということは、せっかくの体を温める機会、体温を上げて血流をよくする機会をみすみす手放すということ。湯船にも浸からなければ、運動などもしないとなると、一日のなかで一度も体温を上げる場面がない、ということにもなりかねません。それでは冷えはよくなりません。

忙しくて時間がないなど、どうしても毎日湯船に浸かれない人は、「手浴」「足浴」だけでも取り入れましょう。

手浴は、大きめの洗面器に42℃程度の湯を張るか、洗面台に湯をためて、手首の上まで湯に浸ける。10分ほどそのままにしていると、手だけでなく、体全体が温まってきます。

足浴も、洗面器に湯を張って足を入れるという方法でもいいですし、もっと簡単なのは、シャワーのときに、栓をした湯船の中でシャワーを浴びて足元に湯をためるという方法です。湯船の中で体を洗ったり髪を洗ったりしているうちに、足元に湯がたまるので、足浴になります。この方法であれば、シャワーだけよりも確実に体が温まり、かつ、準備もいらず、時間もかかりません。

手浴にしても足浴にしても、たとえ手だけ、足だけであっても、温められた血液は全身を巡るので、普通の全身浴に比べると時間はかかりますが、体温はじんわり上がります。

さらに、炭酸系の入浴剤を入れると血管が広がり、より手足が温まります。湯に溶けた炭酸ガスが皮膚から体内に吸収されると、末端の細い血管を広げる効果を発揮するのです。市販の入浴剤で泡の出るものが、炭酸系です。何も入れずに入浴するよりも血流改善効果が高まることがわかっているので、冷えが気になるときの手浴、足浴にも、炭酸系入浴剤を入れたほうが、効果が高まります。

風邪に効く入浴法

風邪に効く入浴法について説明する前に、そもそも「風邪をひいたときにお風呂に入っていいの?」という疑問があります。

この疑問に答える研究結果は十分に揃っているわけではありませんが、私は、体調が悪くなければ入っていいと思います。というのは、こんな研究があるのです。

小児科の外来で、ある日に来院した風邪のお子さんには「お風呂に入っていいですよ」と一律に伝え、別のある日に来た風邪のお子さんには「お風呂に入らないでください」と一律に伝えました。その結果、治りはどちらでも変わりませんでした。つまり、お風呂に入っても入らなくても、治りが早くなることはなかったのです。

もう一つ面白い研究があり、それによると年輩の医師ほど、風邪の患者さんに対して「お風呂に入らないでください」と指導していました。おそらく、昔の家屋は冷たい空気が入りやすく寒いことが多かったので、入浴の前後で体が冷えることを心配して、そういう説明になっていたのでしょう。

では、「体調が悪くなければ入っていい」の「体調が悪くない」とはどういう状態かというと、体温が37・5℃未満を一つの目安にしてください。

私は、37・5℃未満で、ぐったり寝込んでいるのでなければ、お風呂に入っても問題ないと考えています。むしろ、汗をかいたりすることを考えると、疲れない程度にひと風呂浴びたほうがすっきりするでしょう。

ここで、なぜ「37・5℃未満」と区切っているのかというと、体温が37・5℃以上だと、トラブルが増えるからです。

以前、どういうときに入浴事故が起こっているのか、2100人の高齢者を対象に調査を行ったことがあります。そのとき、体温が37・5℃以上のときにお風呂に入ると、その後、呼吸困難になったり、痰をうまく出せなくなったり、意識が朦朧としたり、何らかの症状が出るリスクが増えたのです。

医学的に発熱とされるのが37・5℃以上です。37・5℃を超えると、やっぱり体の中で何らかの悪いことが起きている可能性があるので、お風呂は控えたほうがいいでしょう。

湯気の力で免疫力をアップ

では、37・5℃未満のときに、どのように入浴すると風邪に効くのかでしょうか。

ポイントは「湯気」です。

風邪で病院にかかったときに、ネブライザーという器具で、霧状の薬液を鼻から吸い込んだ経験はありませんか？　お風呂の湯気には薬の成分は入ってはいませんが、それでも、立ち込める湯気を意識して吸い込むと、痰を出しやすくなったり、鼻水を出しやすくなったり、風邪の症状が和らぐことがあります。

鼻からのどにかけては、表面に線毛と呼ばれる短い毛が生えた細胞（線毛細胞）がびっしり並んでいて、チラチラと動きながら異物を外に出す働きをしています。この線毛細胞は、乾燥していると働きが悪くなるので、湯気を吸って湿気を与えることで動きがよくなるのです。

実際、入浴中に湯気を吸い込んだら線毛細胞の動きがよくなったという研究結果が出ています。ですから、入浴中に湯気を吸い込むことは、風邪のときだけでなく、花粉症などのアレルギーをもつ人にもおすすめです。

ほかにも、入浴によって唾液中の「ＩｇＡ抗体」が増えたという研究結果もあります。ＩｇＡ抗体は、粘膜で働く免疫物質です。鼻や目などの粘膜からウイルスや細菌が侵入しようとするのを防いでくれます。

こうした研究結果があるので、入浴は風邪予防や風邪の症状緩和に期待ができます。

普段、入浴するときに湯気を意識することはあまりないでしょう。でも、海外では、呼吸器系の病気の治療の一環で、温泉の湯気を吸うということが行われている国もあります。日本では、わざわざ遠くの温泉地に行かなくても、自宅のお風呂で湯気を吸い込むことができます。

風邪のときには、37・5℃以上の熱があったりしないかぎり、お風呂に入り、なるべく水面に顔を近づけて、湯気を吸い込んで免疫力を高めましょう！

「汗でデトックス」ではない、入浴のデトックス効果

体内にたまった有害なものを体の外へ出す「デトックス」。

入浴にはデトックス効果もあります。ただし、よく勘違いされているように、汗をかいてデトックスするわけではありません。

汗の中には、有害物質や老廃物はほとんど含まれていません。汗の正体は、ほぼ水。汗を出す汗腺は、有害物質や老廃物を体の外に出す、毒出し器官ではないのです。


ただ、ちょっとややこしく、汗自体でデトックスが行われるわけではありませんが、汗をかくことは「デトックスになっているサイン」ではあります。

どういうことかというと、体温が上がると汗をかきはじめるので、汗をかいているということは体温が0・5℃くらい上がった表れです。体温が上がれば、血液の流れもよくなります。皮膚に流れる血液は、なんと3倍から5倍に増えるといわれています。

そして、血流がよくなれば、それだけ全身でいらなくなった老廃物が腎臓や肝臓に運ばれ、代謝が進む。そういう意味で、汗が出てくるということは、血流がよくなって体内のいらなくなったものがちゃんと運ばれていますよ、デトックスが進んでいますよ、というサインなのです。

ダラダラと汗をかくと、その汗と一緒に悪いものも出ていくような気がして、すっきりした気分になるかもしれません。「汗＝デトックス」というのは、確かに感覚的にはわかりやすい。でも、汗では悪いものは出ていかないのです。

体から有害物質や老廃物を出す役割を担っているのは、汗ではなく、尿と便です。

血流がよくなって、特に腎臓にたくさんの血液が流れれば、体内で知らず知らずのうちにたまった有害物質や老廃物も一緒に押し流されて、尿として体の外へ出ていきます。ですから、入浴がデトックスにつながることは間違いありません。ただ、汗から直接悪いものが出るわけではないということです。

基本の入浴法とは

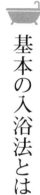

ここで、あらためて基本の入浴法をお伝えしましょう。入浴の仕方に「基本」があるのかと思われるかもしれませんが、医学的に正しい基本的な入浴スタイルがあります。

それは、「40℃で10分、全身浴」です。

まずは温度から説明しましょう。

入浴で最も欲しい効果は、体を温めて体温を上げる「温熱効果」です。体温が上がることで血液の流れがよくなり、体の痛みが和らいだり、病気を予防できたり、よい睡眠が得られたりと、いろいろなメリットにつながります。

当たり前ですが、温熱効果は、それなりに体を温めなければ得られません。体温とほぼ変わらない37℃、38℃の湯では、ほとんど温熱効果は得られません。

では、高ければ高いほど体が温められていいのかというと、そうではなく、42℃以上になると交感神経のスイッチが入り、体を興奮させてしまいます。そうすると、血液の粘り気が増して血栓ができやすくなったり、血圧が過度に上がって心拍数も速くなったり、いいことがないのです。

こうしたことを考えると、最適な温度は39℃、40℃、41℃あたりと、思いのほか、ピンポイントになります。さらに、39℃だと日本人にとってはややぬるく、41℃では、論文によっては血圧が上がると書かれているものもある。そうなると、わかりやすい40℃がいいだろうということで、私はいつも40℃をおすすめしています。

次に「10分」はというと、40℃の湯に浸かっても短すぎると温熱効果は得られません。10分ほど入ることで体温が0・5℃から1℃上がり、血流がかなりよくなることがわかっています。

10分以上になるとどうかというと、長すぎると体温が上がりすぎて熱中症が心配です。ですから、長くても15分、ベストは10分なのです。

もっと長く入浴を楽しみたい人は、途中で水分を摂るか、あるいは、10分ほどしたらいったん湯船から出て洗い場で体を洗ったり、ちょっと涼んだりして、少し体温を下げてからまた湯船に入りましょう。

湯温と時間と、もう一つのポイントが「全身浴」です。つまり、半身浴ではなく、肩までしっかり浸かるということ。

もう20年ほど前でしょうか、半身浴がとても流行ったことがあります。体にいい、ダイエットにもいいと、ブームになりました。今でも健康法として半身浴を紹介する記事を見かけることがあります。

結論からいえば、半身浴は悪くはありませんが、名前のとおり、効果は半分です。

半身浴で全身浴と同じだけ体温を上げるには、倍の時間がかかります。先ほど紹介したとおり、全身浴であれば40℃の湯で10分浸かれば体温が0・5℃から1℃上がりますが、半身浴だと20分ほどかかるのです。

また、入浴で得られる効果には、温熱効果のほか、「浮力」の効果、「水圧」の効果もあ

ります が、これらも半身浴では半減します。

お風呂に入ると体重が軽く感じられます。これが浮力の効果です。首まで浸かった場合、水中での体重は10分の1ほどに。地球上にいるかぎり、私たちは常に重力を感じていますが、入浴中は、その重力から解放されるのです。だから、関節や筋肉の緊張が緩み、リラックスすることができます。

浮力は水面下に入っている体積分かかるので、湯量の少ない半身浴では、当然、浮力も少なくなり、浮力によるリラックス効果は半減します。

水圧も、水の深さに比例するので、湯量が減れば減少します。

湯船に入ったときに、お湯の重さ分、体にかかる圧が水圧です。この水圧がかかることで、全身が軽く締め付けられ、全身をマッサージされたような状態になります。特に下半身が締め付けられ、温熱効果と同様に、血液の流れがよくなります。

こうしたせっかくの効果が半減してしまうので、半身浴よりも全身浴のほうが断然いいのです。基本の入浴法は、「40℃で10分、全身浴」と覚えておいてください（半身浴がいい場合は第2章で紹介します）。

朝の1分で加齢臭にサヨナラ

以前に東京ガス・都市生活研究所が中学生から大学生までの男女にアンケートを行ったところ、「身だしなみで気をつけていること」の3位が「体臭」でした（ちなみに、1位は髪の毛の手入れ、2位は口臭です）。

若い人たちでも、6割もの人が自分の体臭を気にかけていたのです。年輩の方はなおさらでしょう。

「加齢臭」という言葉があるように、加齢とともに体臭も変わるもの。男女ともに40歳を超える頃から、皮脂の成分が変化し、「9-ヘキサデセン酸」という脂肪酸が増えるのですが、これが分解されたり酸化されたりすることが加齢臭の原因といわれています。

年齢を重ねるにつれて体臭が気になってきたという方は多いのではないでしょうか。

この体臭問題も、入浴で解決することができます。

大事なのは、入るタイミング。朝、お風呂に入ることで夕方まで臭いを抑えられることがわかっています。

先ほどの東京ガスの調査では、朝41℃のシャワーをたった1分浴びるだけで、夕方の4時まで臭いの元である皮脂量が抑えられ、体臭が抑えられる、と報告されています。この研究では5分シャワーを浴びた場合との比較も行っていますが、1分で十分という結論でした。朝1分シャワーを浴びるだけで臭いを抑えられるということは、朝風呂も間違いなく効果的です。

なぜ朝シャワーが効くのか。それは、前日の夜にお風呂に入ったあと、一晩眠ると、臭いの元となる汗や皮脂が増えます。その寝ている間にたまった臭いの元を、朝にいったんリセットすることで夕方まで臭いを気にすることなく快適に過ごせるのです。

加齢臭が気になる方は、1分間の朝シャワーや朝風呂をぜひ試してみてください。

熱めで短時間の朝シャワーや朝風呂は、交感神経を刺激して、シャキッとやる気モードに導いてくれるという意味でもおすすめです。ただし、体温を上げすぎると、お風呂から出たあとに眠くなるので、朝シャワー、朝風呂はやっぱり1分間で十分です。

肩凝り、腰痛、頭痛もお風呂で和らぐ

肩凝り、腰痛も、男女問わず定番の悩みです。肩凝り、腰痛の主な原因は、血流の滞りと、慢性的な筋肉の緊張です。

入浴で全身が温まると、血液の流れがよくなり、筋肉の収縮も和らぎますから、肩凝り・腰痛対策にも入浴は欠かせません。

肩凝りの場合は、「僧帽筋」という、肩甲骨全体を覆っている大きな筋肉を温めてあげることがポイントです。

肩までしっかり浸かって、僧帽筋を温め、筋肉の緊張を緩めましょう。体が温まってきたら、頭を左右に交互に倒して首を伸ばす、左右の肩甲骨を寄せる、肩を大きくぐるぐる回すなど、少し肩を動かしてあげるとより効果的です。

腰痛も、ぎっくり腰のような急性のものは別として、お風呂で体を温めることで筋肉の無駄な緊張が取れ、血流もよくなって疲労物質が流され、和らぎます。

このときのポイントは、浮力を使うためにお湯を多めに張るということ。体の要である腰には絶えず負荷がかかっているので、浮力を効かせることで、腰への負荷を小さくしてあげるのです。

そして、腰痛の場合も、温まったら少し体を動かしましょう。

●膝を両手で抱えて、背中を丸めたり伸ばしたりする

●両腕を上に伸ばして手を組み、腰を伸ばす。そのまま左右にゆっくり倒して伸ばす

●浴槽の縁をつかんで、左右にゆっくりひねる

肩凝りも腰痛も、凝り固まっている筋肉を動かすことが大事です。入浴中は、温熱効果で筋肉が和らぎ、浮力でリラックスした状態でストレッチを行えるので、より効果的です。

●膝を両手で抱えて、背中を丸めたり伸ばしたりする

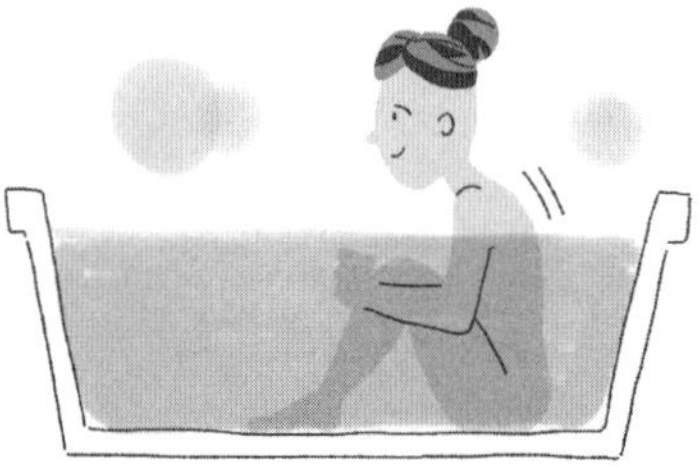

●両腕を上に伸ばして手を組み、腰を伸ばす。
そのまま左右にゆっくり倒して伸ばす

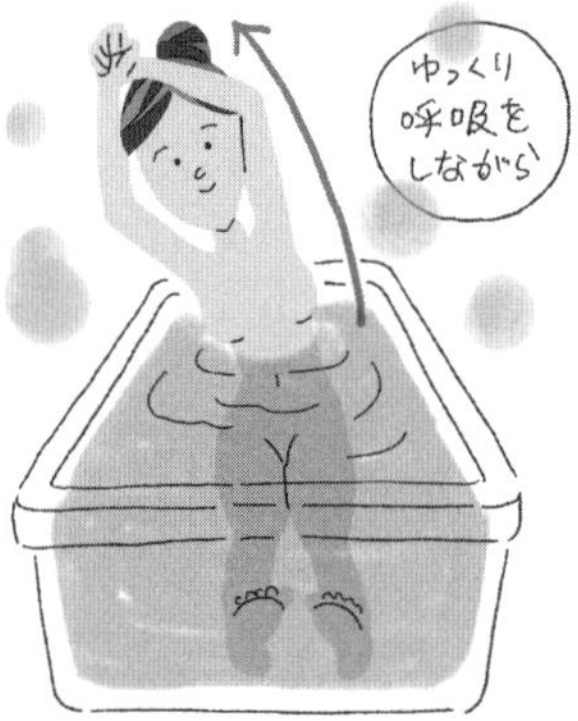
ゆっくり呼吸をしながら

●浴槽の縁をつかんで、左右にゆっくりひねる。
体の側面やお尻、太ももの外側を伸ばす

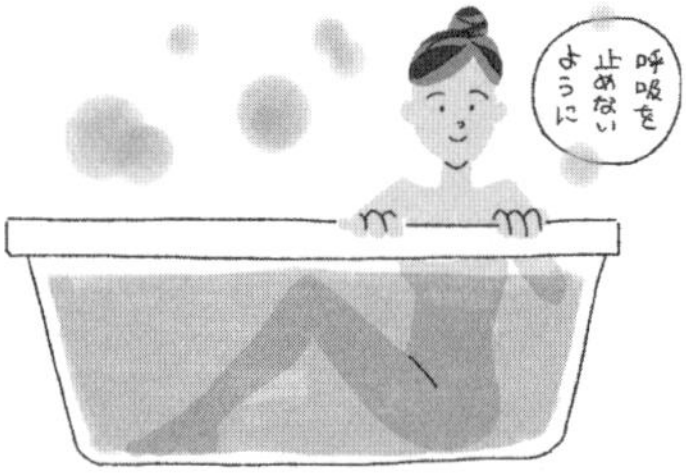
呼吸を止めないように

もう一つ、頭痛も入浴で和らぐ場合があります。「場合がある」と書いたのは、頭痛のタイプによって変わるからです。

頭痛には、頭が重苦しく、グッと締め付けられるように痛む「筋緊張性頭痛」と、脈打つようにズキズキ痛む「片頭痛」があります。

このうち、締め付けられるように痛むのは、前頭筋、後頭筋、側頭筋といった頭を取り囲む筋肉が緊張して、血流が悪くなるからです。そのため、このタイプの頭痛の場合は、先ほどの肩凝りや腰痛と同じで、入浴によって体が温まると、頭の部分の筋肉の緊張もほぐれて、痛みが和らぎます。

また、筋緊張性頭痛は肩凝りや首凝りと連動して起こることが多いので、そういう意味でも、入浴の温熱効果が有効です。

一方、脈打つようにズキズキ痛む片頭痛の場合は、血管が広がることで痛みが起こるので、体を温めてさらに血管を広げることは逆効果になってしまいます。そのため、脈打つタイプの頭痛のときには、お風呂は避けたほうがいいでしょう。

肌が潤う入浴法

年齢を重ねると、どうしても肌が乾燥しやすくなります。乾燥した肌は、外部の刺激から皮膚を守るバリア機能が低下するため、シミやシワの原因になります。肌をいつまでも若々しく保つには、乾燥は大敵なのです。

ところで、何歳くらいから、肌が乾燥しはじめると思いますか？

これは男女で大きく違います。

女性は30歳を超える頃から皮脂量が減っていきますが、男性の場合は皮脂量が減っていくのは50歳を超えるあたりから。女性のほうが、皮脂が減りはじめるのが早い分、若いうちから肌が乾燥しやすいのです。

乾燥から守り、いつまでも若々しい肌を保つ入浴法には、３つのポイントがあります。

まず、洗い方です。

皮膚は思っている以上にデリケートなので、ごしごしこすらないこと。特に皮膚の表面を覆う「角層」はラップ1枚分といわれるほど薄いので、タオルやスポンジでごしごしこすってしまうと、大事な角層がはがされてしまいます。

角層は、皮膚を守っているバリアです。角層がはがされると、乾燥しやすくなるだけでなく、外からの刺激にも敏感になって痒みの原因にもなります。

体を洗うときには、ごしごしこするのではなく、石鹸やボディソープをよく泡立て、その泡を乗せて、やさしく素手でなでるように洗いましょう。

そもそも石鹸やボディソープは、必ずしも毎日使う必要はありません。湯船に浸かるだけで、ほとんどの汚れは落ち、古い角質もふやけて落ちます。

特に皮脂の少ない手や足は、洗いすぎるとかえって乾燥の原因になるので、基本はお湯で洗い流すだけで、石鹸やボディソープを使うのは1週間に1回程度で十分です。私も、手足を洗うときに石鹸やボディソープを使うと、乾燥して痒みが出てしまうことがあるので、手足はお湯で洗い流すだけにしています。

皮脂の多い顔、粘膜のある陰部、また、足の指の間や脇の下のように肌同士が触れ合う部分と、そのほか臭いの気になる部分のみ、石鹸やボディソープを使うといいでしょう。それでも、肌が乾燥しがちな人は2、3日に1回でも十分です。

ちなみにシャンプーはというと、頭部も皮脂が多いので、毎日洗っていただいてかまいませんが、石鹸やボディソープと同じようによく泡立ててから、地肌をやさしく洗いましょう。このときに、爪を立てないように。

また、シャンプーもなるべく少量を泡立てて使いましょう。シャンプーの量が多いと、洗い流したつもりでも頭皮に残ってしまいます。

最初にお湯で髪全体の汚れを洗い流したあとで、少量のシャンプーを手に取り、よく泡立てて地肌をやさしく洗うというのが、頭・髪の基本の洗い方です。

保湿リミットは10分

次のポイントは保湿です。

お風呂に入ると、いったんは皮膚の水分量が増えます。しかし、私たちも以前実験しましたが10分もたつと水分量は元に戻り、何もケアをしなければ30分後には入浴前よりも皮膚の水分量が減ってしまいます。なぜかというと、湯船に浸かっている間に天然の保湿オイルのような役割を担う「セラミド」が溶け出してしまうからです。

セラミドは、角層の細胞間のすき間を満たし、水分を閉じ込めています。そのセラミドが溶け出すと、皮膚は水を抱きかかえることができなくなるのです。

ですから、肌の潤いを保つには、セラミドが溶け出さないように長湯をしないことと、入浴によって肌の水分量が増えているうちにクリームや化粧水などで保湿をすることが大切です。具体的には「お風呂から上がって10分以内に保湿をしましょう」と、いつもお伝えしています。

体を拭いて、服を着て、髪を乾かして……といったことをしていると、あっという間に10分が経過してしまいます。その間に肌の乾燥はどんどん進んでしまうのです。体を拭いたら、まずは保湿を。「保湿リミットは10分」と覚えておきましょう。

また、体を拭いたり保湿をしたりするのは脱衣所に出てからという人が多いと思いますが、湿気のある浴室で保湿まで行ってしまうのも一つの方法です。最近では、濡れた肌にそのまま使えるローションや乳液、泡状のパックも売られています。そうした保湿ケア製品を使うのもいいでしょう。

そのほか、保湿といえば、入浴とは直接関係ありませんが、「生芋こんにゃく」もおすすめです。一般的なこんにゃくは、こんにゃく芋を乾燥させた粉からつくられますが、生芋こんにゃくは、生のこんにゃく芋をそのまますりおろしてつくられます。

この生芋こんにゃくには「こんにゃくセラミド」という保湿成分が含まれていて、これを食べると、直接肌に行くわけではありませんが、体内でセラミドがつくられるのを刺激し、セラミドの量が増えることがわかっています。

原材料の欄に「こんにゃく粉」ではなく「こんにゃく芋」と書かれているのが生芋こんにゃくです。普通のこんにゃくよりも少しだけ値段は高くなりますが、肌の乾燥が気になる方は、生芋こんにゃくのほうをおすすめします。おでんでも、きんぴらでも、火を通していただいてかまいませんので、食事に取り入れてみてはいかがでしょうか。

肌が潤うお湯は40℃

さて、肌が潤う入浴法、三つ目のポイントは、お湯の温度です。

ここまでにも湯温は40℃前後がいいですよ、と繰り返しお伝えしてきました。肌の潤いを保つという意味でも、やっぱり熱すぎないほうがよく、42℃以上では乾燥しやすいことがわかっています。

38℃のお湯と42℃のお湯とで、お風呂上がりの角層の水分量を比べた実験では、42℃のほうが60分後の角層の水分量は減っていました。

肌の潤いを保つには、ぬる湯のほうがいいのです。ただ、38℃ではなかなか体が温まらないので、やっぱり40℃がちょうどいい湯加減なのかなと私は思っています。

以上のように、

●こすらず、少量の石鹸やボディソープを泡立てて、やさしく素手でなでるように洗う

●入浴後、10分以内に保湿する

●40℃以下のぬる湯で入る

という3つが、肌の潤いを保つポイントです。

最近では手を洗ったりアルコール消毒をしたりする機会が増え、乾燥の悩みも増えているのではないでしょうか。入浴でかえって潤いを奪われることのないよう、洗い方、保湿、湯温にお気をつけください。

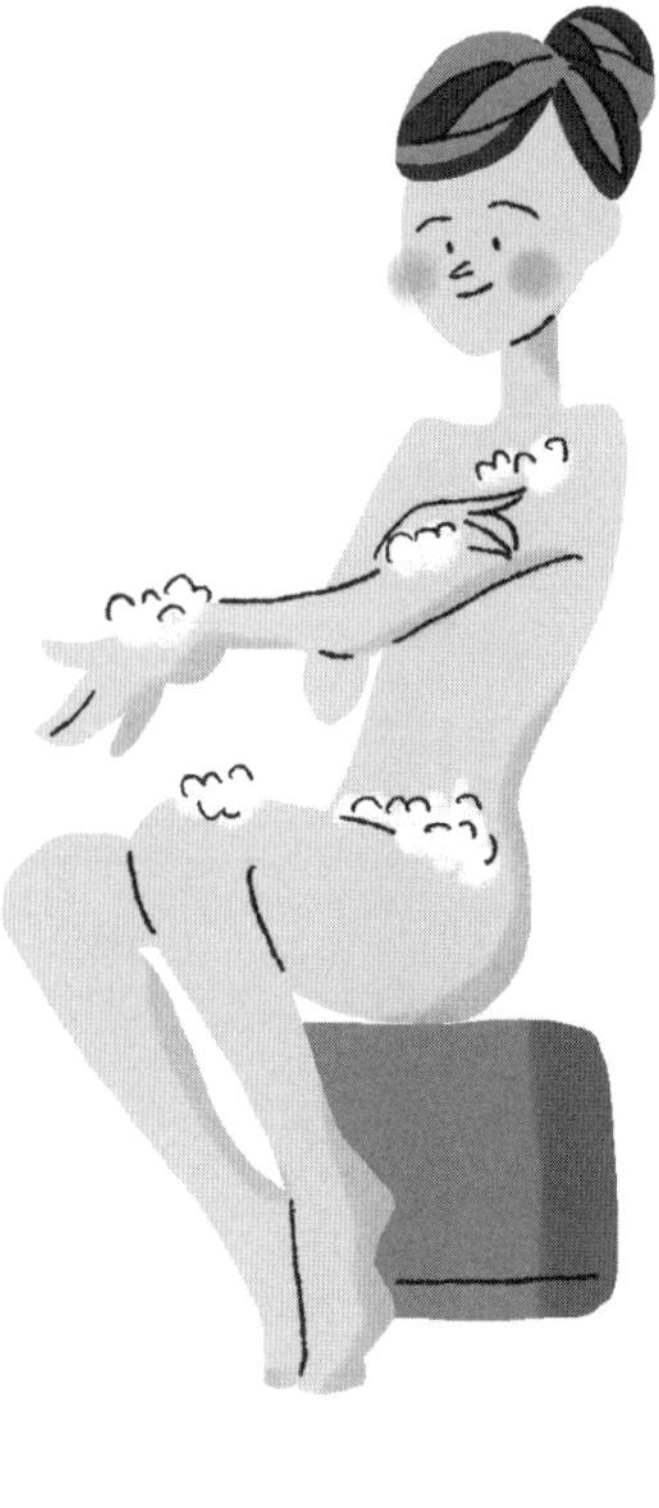

2章
正しい入浴知識をもとう

年間2万人が入浴中に亡くなっている

1章では入浴がいかに優れた健康法か、ということをお伝えしました。続いて2章では、最高の健康法である入浴を、安全に、そしてより効果的に活用していただくためにぜひ知っておいてほしいことをお伝えしたいと思います。

お風呂は、本当に優れた健康増進装置なのですが、特に年輩の方の場合、その入り方には少し気をつけていただきたいところもあるのです。

というのは、毎年2万人もの方が、入浴中に亡くなっているからです。

厚生労働省の研究班が2014年に発表した推計値では、年間1万9000人の方が入浴中の事故で亡くなっているだろう、とのことでした。

それまでにもいくつかの団体が推計値を出していて、高齢化とともに少しずつ増加傾向にありましたから、おそらく今は年間2万人を超えていると思います。

年間2万人というと、国内の全死亡者数の1・5%ほどにあたります。100人亡くなる方がいれば、1、2人は入浴中の事故で亡くなっていると考えると、決して少ない数字ではありません。

特に年齢を重ねるにつれて入浴事故はより身近なものになっていき、2万人のうち、9割以上を65歳以上の方が占めていると、人口動態統計という調査結果から推定されます。

では、入浴中に亡くなる方の死因は何なのかというと、熱中症か、急激な温度の変化で血圧が大きく変動することによるヒートショックで心筋梗塞や脳卒中を起こすこと、さらには、それらの病気で意識を失って溺死してしまうというものです。

自宅で亡くなった場合、事故死か病死かで、その後の対応は大きく異なります。病死の場合は、その患者さんのことを診ていた主治医が「死亡診断書」を書いてお看取りします。

一方、事故死の場合には、もっと複雑です。事故死ということは、病死のように亡くなるまでの経過が明らかではなく、死因が不明な状態ですから、死亡診断書ではなく「死体検案書」というものになり、警察を呼ばなければいけないのです。熱中症にしてもヒートショックにしても、入浴中の事故で溺死した場合、基本的には事故死のほうになるので、警察を巻き込んでのお看取りになります。

私も、宮城にいた頃に何度か死体検案書を書いたことがあります。入浴事故ではありませんでしたが、自宅で亡くなられた方でした。

それまでに診たことのない方の場合、往診に呼ばれて患者さんのお宅へ伺っても、すでにお亡くなりなっている場合では経過がわかりませんから死亡診断書は書けません。それで、警察の方を呼んで検視を行ってもらったあと、死体検案書を書くというお看取りになったのです。

地方のほうでは検視のできる警察官がたくさんいるわけではありませんから、その方が非番のときには1、2時間待たされることもありました。その間、「動かさないでください」と言われるので、ご遺体は亡くなったときのままにしなければなりません。

そして、ようやく警察の方が来たら、刑事ドラマのようにご遺体の写真を撮って、ご家族は一人ひとり呼ばれて「どこにいましたか」「何をしていましたか」などと事情を聴かれる。まるで事件のような最期になってしまうので、家族もつらい思いをします。

生活習慣病をもつ人はリスク大

自宅のお風呂で亡くなっていても、普段から診てもらっている主治医がいて、その先生が「死因は心筋梗塞だろう」などと判断して死亡診断書を書けば、それで終わります。ただ、主治医がいなかったり、死因がわからなかったりすると、前述のような警察を巻き込んでの最期になるのです。そうした事態を避けるという意味でも、入浴中に熱中症やヒートショックを起こさないよう、普段から少し意識していただきたいのです。

先ほど、入浴中に亡くなっている人の9割以上が65歳以上、と書きました。高齢の方が圧倒的に多いことは事実ですが、1割弱は65歳未満の方です。

糖尿病や高血圧、高脂血症（脂質異常症）といった生活習慣病をもつ方、肥満や喫煙の習慣がある方は、動脈硬化が進みやすく、心筋梗塞や脳卒中のリスクが高まります。当然、入浴事故のリスクも高い。それは40代、50代でも同じです。ですから、「年間2万人がお風呂で亡くなっている」という事実は、若い方も、決して無関係ではないということはお伝えしたいと思います。

こういうときには入浴を避けよう

入浴事故を起こさないためにまず知っていただきたいのが、「入浴を避けるべきとき」があるということです。

「はじめに」で、私がお風呂の研究をはじめたきっかけについて紹介しました。看護師さんから「患者さんをお風呂に入れてもいいですか?」と聞かれていろいろな文献を探したものの、「どういうときにはお風呂に入ってもいいのか、悪いのか」、その根拠となるものが見つからなかったという話でした。その答えを探すべく、こんな研究を行いました。

全国2330か所の訪問入浴事業所に対して、入浴に関連する事故・体調不良の発生状況についてたずね、どういうときに入浴事故が起こっているのかを調べたのです。このときには入浴事故が起こった事例が596、何も起こらず正常に入浴を終えた事例が1511集まりました。そのデータをもとに、入浴中に具合が悪くなった人と、ならなかった人とを比べたところ、わかったのが次の3点です。

●入浴前の収縮期血圧（上の血圧）が１６０以上だと、入浴事故の発生が3・63倍に
●入浴前の拡張期血圧（下の血圧）が１００以上だと、入浴事故の発生が14・71倍に
●入浴前の体温が37・5℃以上だと、入浴事故の発生が16・47倍に

血圧は上が１６０以上、下が１００以上あるときには体調不良を起こす確率が高くなるので入浴は避けたほうがいい、体温も37・5℃を超えるときには避けたほうがいい、ということが明らかになりました。

では、具体的にどんなことが起こったのか、入浴で体調不良に陥った５９６人の例を調べたところ、発熱、呼吸困難、痰を出せなくなった、意識障害、嘔吐・吐き気、ふらついてケガをした、血圧の上昇、血圧の低下といった内容でした。

こうしたリスクがあるので、熱が37・5℃以上あるとき、血圧が上１６０、下１００を超えるときには入浴は避けたほうがいいでしょう。

安全な入浴の仕方とは

続いて、安全な入浴の仕方について説明しましょう。

大事なのが、ヒートショックと熱中症を防ぐこと。

ヒートショックとは、家の中での急激な温度差によって引き起こされる健康被害のこと。特に血圧の急激な変化によって、心筋梗塞や不整脈、脳卒中、失神などを引き起こすことです。

このヒートショックと熱中症を防ぎ、入浴事故を起こさないようにするには、次の6つのポイントに気をつけていただきたいと思います。

①脱衣所とリビングの温度差は5℃以内に

以前、あるテレビ番組の収録に参加したときのこと。若い男性アナウンサーが家でお風呂に入る様子を再現し、そのときの血圧の変動を確認するという実験を行いました。

リビングでくつろいでいたときには１１０だった血圧が、脱衣所で「寒い、寒い」と言いながら衣類を脱いだときには１５０にまで跳ね上がりました。その日は寒い冬で、暖房のなかった脱衣所はリビングに比べて10℃ほど気温が低かったのです。

暖かい部屋から寒い部屋に移動すると、交感神経が強く刺激され、熱を逃がさないように血管が急激に収縮するので、血圧が急上昇します。特に入浴の際は、その寒い場所で着ていた服を脱いで裸になるのですから、なおさらです。

血圧の急上昇を起こさないようにするには、リビングなど普段いる場所との温度差が５℃以内になるよう、暖房器具などであらかじめ脱衣所を暖めておくこと。

ＷＨＯ（世界保健機関）は「室温は18℃以上に保ちましょう」と推奨しています。ただ、私は「温度差５℃以内」ということを考えると、脱衣所も20℃以上に保つことを目安にしていただいたほうがいいのではないかと思っています。

②入浴で失われる水分は800㎖！ 入る前にコップ1、2杯の水分を

お風呂に入ると汗などで体内の水分が奪われることは想像できると思いますが、一度の入浴でどのくらいの水分が失われると思いますか？

答えは、800㎖です。

ある研究では、41℃で15分間入浴し、お風呂から上がって30分後に計測したところ、平均で800㎖の水分が体から失われていました。800㎖も減るということは、その分、血液も濃くなるということです。そうすると、当然、血管の事故が起こりやすくなります。

ですから、入浴前には何か水分を摂りましょう。

何も飲まずにお風呂に入ると、どんどん脱水が進んでしまうので、入る前から飲まなければ間に合いません。さすがに800㎖まとめて飲むのは大変ですから、まずは入浴前にコップ1、2杯分の水分を摂りましょう。最低でも200～300㎖は飲んだほうがいいと思います。そして、入浴前後で合わせて500～600㎖程度の水分を摂ることを目標に。入浴中の水分補給もおすすめです。

ちなみに、入浴後の水分補給は、保湿をしてからで大丈夫です。

③浴室の温度差にも注意！　暖房や蒸気で暖める

脱衣所で着ていた服を脱いで浴室に入るわけですが、浴室の温度差にも注意が必要です。やはり浴室も暖めておいたほうがいいのです。

浴室暖房がある場合は、入浴の少し前につけておきましょう。浴室暖房は後付けできるので、もし可能であれば設置することをおすすめします。

浴室暖房のない場合は、浴槽のフタを開けてお湯を張りましょう。それだけでも、水蒸気で2、3℃暖かくなります。あるいは、服を脱ぐ前に、洗い場でシャワーやカランを出しっぱなしにして2、3分間、お湯をかけ流してもいいでしょう。たったそれだけのことですが、湯気が上がって浴室全体が少し暖まります。

④まずはかけ湯で体を慣らす

いざお風呂に入るとなったら、湯船に入る前に行うのが、かけ湯です。

このかけ湯、体をきれいにすること以外にもう一つ、大切な目的があります。それは、お湯に体を慣らすということです。

急に熱いお湯に入ると体がびっくりするので、1、2分しっかりとかけ湯をしましょう。「手桶で10杯くらい」が目安です。手足の末端からはじめて、だんだん体の中心に向かってかけるようにします。

かけ湯も入浴の一種と考え、ある程度体が温まるまでかけたほうが、血圧が上がりません。かけ湯をすると血圧の急上昇を避けられるということは、裏づけがあります。

草津には高温の温泉に入るという伝統的な入浴法があります。これは、47℃という熱いお湯に、その浴場のリーダーの号令で一斉に入り、3分たったら、またリーダーの号令で一斉に出るというもの。この入浴法でも、湯船に入る前にかなりしっかりかけ湯を行うのです。

ただ、湯温47℃というのはかなり熱い。そこで以前に群馬大学の先生方が、かけ湯を行ってから入った場合と、かけ湯をしないで入った場合の血圧の上がり具合を研究しました。その結果、かけ湯をしてから入ったほうが血圧の上がり具合が少なかったのです。

急に熱いお湯に入るのではなく、まずは多めのかけ湯で少しずつ体を慣らす。湯船に入るときの大原則です。

⑤お湯の温度は40℃、額に汗をかきはじめたら上がりどき

これは繰り返しお伝えしていることですが、お湯の温度は40℃に。42℃以上だと交感神経が刺激されるので、血管が収縮して血圧が上がります。41℃がいいのか、40℃がいいのかは微妙なところですが、41℃でも血圧が変動するとの報告もありますので、私はきりよく40℃をおすすめしています。

そして入浴時間は、これもすでにお伝えしたとおりトータルで10分、長くても15分。体温を上げるには10分ほど湯船に浸かってほしいものの、あまり長いと熱中症が心配です。10分続けて入るのがつらいときには、まず5分浸かって、いったん湯船から出て、体を洗って、また5分入るという入り方でも十分です。

ところで、10分から15分といわれても時計を持って入浴するわけではないので、時間を計るのは難しいかもしれません。そこで、目安にしていただきたいのは汗です。額や顔に汗をかきはじめたら、体温が0・5℃ほど上がって温熱効果を得られているサインなので、額や顔に汗を感じたら湯船から出ましょう。

⑥立ち上がるときにはゆっくり。冷たいものに触れて交感神経を刺激する

湯船から出るときに立ちくらみを起こしそうになる、という悩みをしばしば聞きます。なぜ立ちくらみが起きるのかというと、血圧が下がりすぎるから。湯船に入るといったん、血圧が上がりますが、そのうち血管が広がり、2、3分もすれば血圧は下がっていきます。

陸上でも急に立ち上がると立ちくらみを起こすことがあると思いますが、加えて、湯船から立ち上がるときには、お湯の中でかかっていた水圧がパッと取れるので、締め付けがなくなって血圧が下がりやすいのです。つまり、ただでさえ温熱効果で血管が広がっているところに、水圧の締め付けが取れて、血圧が下がりすぎることがある。だから、湯船から出るときは、立ちくらみを起こしやすくなるのです。

立ちくらみを防ぐには、ゆっくり立ち上がりましょう。また、シャワーでやや冷たい水を手にかけたり、水を含ませた手拭いで顔を拭いたり、手すりやカランなど少し冷たいものに触れてから立ち上がるのもおすすめです。冷たいものに触れると、交感神経がほどよく刺激されるので、血圧が下がりすぎるのを防いでくれます。

浴室のタイルは硬く、カランなど出っ張った部分も多いので、もしも立ちくらみを起こ

して転んだら、大ケガをしかねません。先日も、まだ50代の演歌歌手の方が、自宅の浴室で転倒して脳挫傷で亡くなられたと聞きました。脳挫傷ですから、おそらく転んだ拍子に尖った部分に頭をぶつけてしまったのでしょう。こうした事故があるので、湯船から出るときも、十分に気をつけていただきたいと思います。

さて、ここまでをおさらいすると

1　脱衣所を暖めておく
2　入浴前に水分を摂る
3　服を脱ぐ前にさっとお湯を流して浴室を暖める（あるいは浴室暖房）
4　しっかりかけ湯をする
5　湯温は熱くしすぎず、額に汗を感じたら湯船から出る
6　冷たいものに少し触れてから湯船から出る

という6つが、安全な入浴法の基本です。お風呂の健康効果を安心して得るために、この6つのポイントは十分に気をつけていただければと思います。

浴室で意識がもうろうとしている家族を見つけたら

ここまで「入浴中に熱中症やヒートショックなどを起こさないためには」ということをお伝えしてきましたが、もしも、家族が湯船に浸かったまま熱中症やヒートショックで動けなくなっていたら――そんな「もしも」のときの対策を知っておくことも大切です。

意識がもうろうとしたまま、水の中にいるのはとても危険です。「お風呂で溺れるの?」と思われるかもしれませんが、人間は、鼻と口が水でふさがれば溺れてしまいます。極端なことをいえば、うつぶせになったら10㎝の深さの水でも溺れてしまうのです。

だから、何より大事なのは、水のない環境をつくること。

といっても、たとえば浴室で具合が悪くなった夫を妻が見つけたとして、妻が自分よりも大柄の夫を抱きかかえて湯船から引っ張り出すのは難しいでしょう。

その場合は、湯船の栓を抜いてください。何より先に栓を抜いて、それから救急車を呼びましょう。

意識がなくても、水さえなければ、すぐに命にかかわるリスクはかなり下がります。脳卒中にしても心筋梗塞にしても、一般的に、倒れてすぐに亡くなることはなく、救急車を呼んで待つくらいの時間はあります。もちろん熱中症ならもっと時間の余裕がありま す。一方、もしも溺れたら、呼吸が止まってしまうので、ものの1、2分で亡くなる可能性がある。入浴中の事故で1、2分の時間を争うのは、溺死だけ。だからこそ、真っ先にやるべきは水を抜くことなのです。

また、洗い場で倒れていた場合は、熱中症になっている可能性があるので、窓やドアを開けて、立ち込めている湯気を抜いて少し涼しくしてあげてください。そして、あおむけでは吐いたもので窒息する心配があるので、横向きにしてあげる。

そもそも浴室でもうろうとしている人は家族に助けを求めることもできません。いつもよりお風呂から上がるのが遅いな、と思ったら、入浴中の家族へ声をかけて無事を確認してください。

子どもや孫と入るときの注意点

10歳未満の子どもの死因で多いのが不慮の事故ですが、どういう事故かというと、交通事故に次いで多いのが、幼児では浴槽での溺死です。しかも子どもが一人で入っているときに起こっているわけではなく、ほとんどは大人と一緒のときに起こっています。親が髪を洗っていたり、何かを取りに浴室を出たり、ほんのちょっと目を離したすきに、残念な事故が起こってしまうのです。

幼い子どもは、体に比べて頭が重たいので、バランスを崩しやすい。そして、湯船でバランスを崩して溺れてしまうと、先ほども書いたように、ほんの1、2分、鼻と口を水でふさがれただけで手遅れになりかねません。だから、大人が一緒にいても、意外と気づけないことが多いのです。

お子さんやお孫さんと一緒にお風呂に入るときには、湯船で転んでいないか、溺れていないか、絶えず気をつけてあげてください。

もう一点、気をつけてほしいのが、熱さです。

特に未就学児や小学校低学年までの子どもは、体温の調節機能がまだ十分に発達していないため、熱中症になりやすいもの。たとえば、昔ながらの「肩まで浸かって100数えましょう」なんてことをしていたら、くたくたになってしまいます。

一方で、大人は40代、50代あたりから熱さを感じるセンサーが徐々に鈍くなり、高齢になると、同じ温度でも熱く感じにくいことがいろいろな研究結果からわかっています。銭湯で熱いお風呂に好んで入る高齢者が多いのは、そんなところにも理由があるのです。

子どもは熱さに弱く、高齢者は熱さを感じにくい——。ということは、おじいちゃん、おばあちゃんの感覚に合わせてお風呂に入ると、子どもは体温が上がりすぎてしまいます。

子どもの場合、40℃よりもぬるい、38℃くらいでいいのではないか、と思っています。「こんなにぬるかったら風邪をひく」などと心配になるかもしれませんが、どうぞ本人の感覚を大事に、本人のペースで入らせてあげてください。小さいお子さんの場合、肩まで浸かるというより、立って遊んでいるくらいでちょうどいいかもしれません。

食事が先か、お風呂が先か

外出先から帰ってきて、ご飯が先か、お風呂が先か。

旅館に着いて、まずはお風呂か、夕食か。

迷うことはありませんか？

医学的に答えるなら、食事が先のほうがいいでしょう。

なぜなら、1章の「運動後に疲れを取るコツ」のところでも書いたように、外出や旅行で体を動かしたあとは、筋肉の疲労回復のために血液が筋肉のほうに行っています。そのタイミングでお風呂に入ると、皮膚の表面の血管が開いて、もともと筋肉のほうに行くはずだった血液までもが皮膚の表面に集まってしまうからです。

運動後だけでなく、外出や旅行での疲れを取るには、まずは使った筋肉に血液を流して疲れの元を流し、代わりに酸素と栄養を送り届けることが大事。そのためには、帰宅してすぐの入浴は避けたほうがいいので、どちらかと問われれば「食事が先のほうがいい」という答えになります。

コロナなど、外から家の中に有害物質を持ち込みたくない方も多いでしょう。その場合は、家に帰ったら温まりすぎないようにシャワーでざっと汚れを落とすようにしましょう。

そして、食後すぐにお風呂に入ることもおすすめできません。

食事をとると胃腸に血液が集まって消化が進むわけですが、お風呂に入るとどうしても皮膚表面に血液が集まるので、消化を邪魔してしまう心配があるからです。だから、食事の前も後も、30分から1時間あけてから入浴するのが理想です。

さらに、睡眠のことを考えても、やはり食事のあとに入浴、そして睡眠という流れがいいでしょう。あまりにも帰宅時間が遅い場合は別にして、基本的には、帰ってきたらまず食事をとって、食後30分から1時間休憩したあとでお風呂に入り、温まった体温が少し下がってきた頃に布団に潜り込む。そうすると、疲れも取れて、寝つきもよくなって、いい一日の締めくくりになると思います。

半身浴のほうがいい場合とは

基本の入浴は全身浴ですよ、と1章で紹介しました。半身浴もよいのですが、全身浴に比べれば、温熱効果も浮力の効果も水圧の効果も、つまりはお風呂のよいところがすべて半減してしまうからです。

ただし、人によっては半身浴をおすすめする場合もあります。

どういう方かというと、全身浴では水圧が大きすぎて息苦しさを感じてしまう方。お風呂に肩まで浸かったときに「息苦しいな」と感じたら、無理をせず、湯量を減らして半身浴にしましょう。

また、心臓や肺の病気で通院していて、主治医の先生から「お風呂は気をつけてください」と言われている方も半身浴のほうがいいでしょう。

元気な方は気になったことはないと思いますが、お湯の中に入ると水圧で体がぐっと押されて、胸も圧迫されます。また、水圧で下半身が圧迫されると、血液が上半身に戻ってくるので、心臓にも多少負荷がかかります。

血圧が高いくらいの持病であれば心配することはありませんが、心臓や肺の病気で通院している場合には、全身浴を行うと息苦しくなる可能性があるので、主治医の先生に「全身浴でも問題ないか、半身浴のほうがいいか」、一度確認しておくと安心です。

逆にいうと、肩まで浸かるとなんだか息苦しいという方は、もしかしたら、心臓や肺の病気が隠れているのかもしれません。たとえば心不全などは症状がわかりにくく、特に高齢の方の場合、はっきりした自覚症状が表れにくいので、「年のせいかな」「体力が衰えたのかな」などと思っているうちに、病気を進行させてしまうことがあります。

もしも全身浴で息苦しいと感じることがあるのなら、一度、病院で診てもらうことをおすすめします。

シャワーとお風呂、どっちが経済的？

シャワーだけで体は十分に温まらないことは、1章でもお伝えしました。シャワー浴では温かい湯に触れる面積が少ないので、どうしても体が温まりにくいのです。

いくつかの研究では、「40℃で10分間」という条件で比べたところ、

●シャワーの場合は0・2℃の体温アップ

●湯船での全身浴の場合は0・5℃の体温アップ

という結果でした。

温まりが弱ければ血流も大きくは変わらないので、疲労回復効果もあまり期待できません。血流改善や疲労回復といった効果については、断然、湯船での全身浴のほうに軍配が上がります。

では、経済的な面ではいかがでしょうか。

シャワーだけで済ませた場合と、湯船に浸かった場合とで比べると、当たり前ですが、

浴槽に湯を張ったほうが、たくさんのお湯を使うので多少高くつきます。

でもその差はどのくらいかというと、シャワーの湯量は一般的に1分あたり約12ℓです。一般的な家庭の浴槽は200ℓなので、シャワーを17分ほど使うと、浴槽1杯分の湯量になります。

ですから、17分程度までであればシャワーのほうが安く、17分以上シャワーを使うのであれば、浴槽にお湯を張るのとそう変わらないということです。

シャワーを17分間というと、だいたい1人分くらいでしょう。そう考えると、2人以上で暮らしている場合には、むしろ浴槽に湯を張って、そのお湯を使ってかけ湯をしたり、体を洗ったりしたほうが実は経済的です。

シャワーのみでは温まりが少ない分、シャワーを浴びる時間が長くなりやすいもの。そう考えると、2人以上で暮らしている場合はもちろん、一人暮らしの方でも、そんなに経済面の差は大きくないと思いますので、温浴効果や血流アップ効果、リラックス効果の大きいお風呂のほうがいいと思います。

一番風呂は体によくない。どうしても一番になる人は?

誰も入っていない、お湯を入れたばかりのお風呂が、一番風呂。

一番風呂が一番気持ちいいという方もいらっしゃるでしょうが、いくつかの点で年輩の方にはおすすめできません。

一つ目は、ヒートショックのこと。一番風呂は浴室が冷えているので、ヒートショックのリスクも上がるのです。ただ、これについては、浴室暖房をつける、入浴前にシャワーで温かい湯をかけるなど、浴室を前もって暖めておくことで防げます。

二つ目は、塩素のこと。そんなに多い量ではありませんが、水道水には塩素が入っています(たとえば東京都の場合は1ℓあたり0・1~0・4㎎)。

健康な皮膚の方であれば全く刺激にはなりませんが、アトピーや乾燥肌などで肌が傷んでいると、塩素の濃度によってはピリピリと刺激になってしまいます。塩素濃度が高ければ高いほど、アトピーが悪化するという研究結果もあるのです。

三つ目は、水の濃さです。

日本の水道水はミネラル分がほとんど入っていない、軟水です。一方で、私たちの体液は、塩分濃度でいえば0・9%ほどの濃さがあるので、その浸透圧の差が刺激になるのです。わかりやすい例が、鼻や目に水が入ったとき。鼻に水道水が入るとツーンと痛みます。目も水道水で洗うと、ごわごわして痛いですよね。それは、浸透圧が違うから。

逆に、鼻うがいをする場合に、0・9%の塩分濃度に調整されたもので行うと全く痛くありません。目薬が痛くないのも、体液の濃度と同じくらいに調整されているからです。入浴の場合、お湯に触れるのは皮膚であって、鼻や目のように粘膜が接しているわけではないので、ツーンと痛むほどではありませんが、それでも皮膚の弱い人にとっては浸透圧の差が刺激になります。肌が荒れる原因になるのです。

誰かが入ったあとのお風呂、つまりは二番風呂以降であれば、よくも悪くも前の人の汚れが入りますから、それらが塩素を中和してくれます。また、ものが少しだけ溶け込むことで、浸透圧の差が少なくなり、湯触りがよくなります。

だから、二番風呂以降のほうが、入った感じがソフトになるのです。実は、肌にやさしいのは一番風呂よりも二番風呂以降。誰も入っていないきれいなお湯のほうが肌にいい、と思っていた方もいらっしゃるかもしれませんが、そうではありません。

特に高齢の方は、ヒートショックのリスクと併せ、年齢とともに肌の乾燥が気になってきた方も多いでしょうから、誰かが入ったあとのお風呂のほうがおすすめです。

一番風呂を避けられない方の秘策

ただ、そうはいっても一人暮らしは、どうしても一番風呂になります。

その場合は、どうするか。ぜひ、入浴剤を活用してください。

ほとんどの入浴剤には、「アスコルビン酸」という成分が入っていて、それが塩素を消してくれます。また、入浴剤には何らかのミネラル分が入っていますから、入浴剤を入れることで水が少し濃くなり、肌触りもマイルドになります。

入浴剤がない場合には、レモン汁でも代用可能です。アスコルビン酸は、いわゆるビタミンCのこと。レモン汁であれば、ひとかけら分（レモン4分の1個程度）入れれば十分です。また、少し効果は弱くなりますが、市販のレモン果汁でも、大さじ1、2杯入れると、塩素は薄まります。

さらにいえば、アスコルビン酸そのものも薬局で売られています。ビタミンCの原末として売られていて、価格はまちまちですが100gで1000円しない程度と、比較的お手頃です。アスコルビン酸を原末で入れるときには、0・5g程度で塩素を完全に消してくれるので、ひとつまみの半分くらいで十分です。

そのほか、意外なところではうま味調味料（グルタミン酸）も、浴槽に入れると塩素を消してくれます。そのため、塩素を中和する目的でグルタミン酸を添加している入浴剤もあります。うま味調味料をお風呂に入れるのは、なんとなく抵抗があるかもしれませんが。

いずれにしても、何も溶け込んでいない一番風呂は肌の弱い方、乾燥している方にとって少し刺激になるので、入浴剤やレモン汁などを入れると塩素が中和されて湯触りがマイルドになるということです。

前日のお風呂の追い炊きは……実は雑菌がいっぱい

前夜に入ったお風呂の残り湯を追い炊きして、また翌朝入るという方もいらっしゃると思います。朝風呂は入り方によってはシャキッとするのでおすすめなのですが（朝風呂の効果については3章で）、ちょっと気になるのはお湯に含まれる雑菌です。

たとえば夜9時にお風呂に入って、翌朝7時にまた入るとなると、10時間がたっています。どんなに短くても、睡眠時間を考えれば7、8時間はあくでしょう。

その間に、雑菌はかなり増えています。

誰かがお風呂に入れば、体に付着していた汚れ、皮脂などがたくさん溶け込みます。先に体を洗ってから湯船に浸かれば――と思うかもしれませんが、減らすことはできてもゼロにはできません。

そして、37℃から40℃が、菌が一番増えやすい温度です。つまり、お風呂の温度というのは、まさに菌の繁殖にとっては好都合。特に夏は、時間がたっても温度が下がりにくいので、冬に比べて菌がより増えやすいといえます。
なんと、浴槽内の菌は一晩で1000倍に増えるという報告もあります。

と、怖がらせておいて恐縮ですが、1000倍に増えるといっても、過度に心配する必要はありません。少なくとも、皮膚が健康な人、肌トラブルを抱えていない人は気にしなくてもいいでしょう。

ただ、アトピーや乾燥肌、あかぎれ・ひびわれなどで皮膚に細かい傷があるような方は、雑菌で炎症が起こってしまう可能性があるので、翌朝に入るときには残り湯は使わず、新しい湯に入れ替えることをおすすめします。

あるいは、雑菌の繁殖を抑えてくれる入浴剤（清浄剤という名前で売られているものもあります）を使うのも一つの手です。入浴後の温かい湯に入れておくと、雑菌の繁殖を抑えて、翌日までお湯を清潔に保ってくれるというもの。特に肌トラブルはなくても、菌が1000倍に増えていると知ってちょっと……と思った方は、試してみてください。

入浴中トイレに行きたくなるのはなぜ？ 夜間頻尿の解消も

お風呂に入るとなぜかおしっこをしたくなる。あるいは、プールで泳いでいると、なぜだかトイレが近くなる――。そんな経験はありませんか？

これにはちゃんと理由があります。

お風呂の中でも、プールの中でも、水中では水圧がかかるので、下半身の血液が上半身に押し上げられて、心臓周辺に戻ってきます。そうすると、心臓の上の部屋（心房）にあるセンサーが、「血液の量が増えた！」と勘違いして、「ナトリウム利尿ペプチド」と呼ばれる、尿を出すためのホルモンが出るのです。

実際には下半身の血液が心臓に戻ってきただけで量が増えたわけではないのですが、センサーの勘違いから利尿作用が働くので、お風呂に入るとトイレに行きたくなるわけです。

ところで、お風呂に入って汗をかいても、汗で有害物質が出るわけではないのでデトックスにはなりませんよ、と1章で説明しました。そのときに、汗をかくことがデトックスにはならないものの、血流がよくなって有害物質や老廃物が押し流されるという意味では、入浴はデトックスにつながるということも紹介しました。

それに加えて、お風呂に入るとトイレに行きたくなるということも、デトックスにつながります。

体の外に有害物質や老廃物を出す役割を担っているのは、尿か便。たとえ、きっかけは勘違いでもトイレに行きたくなり尿が出れば、同時に体内の不要なものも出ますから、デトックスになります。

夜中のトイレも勘違いセンサーの仕業?

この「勘違いでトイレに行きたくなる」という現象、実は夜寝ているときにも起きがちです。年齢を重ねるにつれて、寝ている間にトイレに行きたくなって何度も目が覚めるという「夜間頻尿」に悩まされる人が増えます。

日中は、どうしても重力によって血液が足のほうにたまりやすくなります。若いうちは筋肉がしっかりしているので、ふくらはぎのポンプ（＝筋肉）が働いて下半身の血液をしっかり上に押し戻してくれます。そのため、日中、起きている間に血液が足先にたまってむくむことは、あまりありません。

ところが、年齢を重ねて筋肉が減り、ふくらはぎのポンプ機能が衰えていくと、日中、起きている間に血液が足先にたまりやすくなるのです。下にたまったその血液は、布団に入って横になるとどうなるでしょうか。ペットボトルを横に倒せば中の水も移動するのと同じで、サーッと上半身のほうに流れていきます。

そうすると、入浴中と同じで、「あれ？　血液が増えた？」と心房のセンサーが勘違いして利尿ホルモンが分泌されるので、夜中にトイレに行きたくなってしまうのです。

もちろん、夜間頻尿の原因は、ほかにも水分の摂り方や膀胱容量の減少などいろいろあります。でも、横になることで足先にたまっていた血液が上半身に流れて〝勘違い〟のセンサーが働くことも一因になっていると考えると、寝る前の入浴が解決策の一つになるかもしれません。

つまりは、夜、しっかりお風呂に入って、温熱作用や水圧の作用で血液の巡りをよくし、足先にたまった血液を前もって上半身に戻しておけば、布団に入って横になったときに心臓のほうへ戻っていく血液は少なくなるでしょう。

また、起きているうちに利尿ホルモンを出して、ちゃんと利尿しておけば、夜間にトイレに行きたくなる回数は減らせるはずです。

そう考えると、夜、しっかりお風呂に入ることは、夜間頻尿の悩みを緩和する効果も期待できるのではないか、と思います。

入浴前後の水分補給は何がいい？

お風呂に入ると体内の水分が失われるので入浴の前後で水分補給をしてくださいね、と言うと、「何を飲むのが一番いいのですか？」とよく聞かれます。

アルコール以外であれば何を飲んでいただいても水分補給になるのでいいのですが、いくつか、プラスアルファの効果が研究によって実証されている飲み物があります。

たとえば、牛乳はただの水を飲むよりも水分を吸収しやすいことがわかっています。

脱水を改善するには、より早く水分を体内に吸収することが大事です。飲み物を口にすれば、即座に脱水が改善されるのかというとそうではなく、飲んだものが胃を通って腸から吸収され、血管の中に入ってようやく、補給した水分が全身を巡っていきます。

このとき、ただの水よりも何かが溶け込んでいるほうが吸収されやすく、牛乳はタンパク質などが含まれている分、水分を体内により吸収しやすいのです。

ミネラル入り麦茶も、入浴前後の水分補給におすすめです。

入浴で体が温まり、汗をかくと、水分と一緒にミネラルも失われます。そのため、水分と一緒にミネラルも補給できる飲み物が理想です。麦茶は昔から夏場の水分補給によく飲まれていましたが、最近では一般の麦茶よりもミネラルが豊富なミネラル入り麦茶が販売されており、その点、水分補給に適しています。そして、ミネラル入り麦茶には、血液をサラサラにする効果があることが報告されています。

体内で水分が不足して血液がドロドロになると、血栓ができやすくなって、それが心筋梗塞や脳梗塞につながってしまうことも。血液がサラサラになるということは、こうした病気を防いでくれるということです。つまり、ヒートショック予防になります。


ミネラルが豊富といえば、スポーツドリンク（イオン飲料）もそうです。

ただ、スポーツドリンクは、甘く、糖質（ブドウ糖）を含むため、「太りそう」「体に悪そう」と避けている人もいるでしょう。でも、ブドウ糖は悪いことばかりではありません。

実はブドウ糖が水分の吸収を助けてくれるのです。スポーツドリンクは、ブドウ糖が入っているからこそ、吸収が速く、脱水を防ぐための水分補給に好適。飲みすぎてはいけませんが、脱水対策としては優秀です。

入浴前後の水分補給は、もちろんミネラルウォーターでもかまいませんが、「特におすすめは?」と聞かれれば、以上のような理由から、牛乳、麦茶(特にミネラル入り麦茶)、スポーツドリンクをおすすめしています。

思えば、銭湯には昔から牛乳やフルーツ牛乳が置かれていました。

また、お風呂に入ると、ブドウ糖が消費されて血糖値が少し下がりやすいので、フルーツ牛乳のような甘みのあるものがおいしく感じられるのでしょう。昔からの習慣にはやはり理由があるのだな、と思います。

温かい飲み物と冷たい飲み物、どっちがいい?

ところで、飲み物の温度についても質問をいただくことがあります。「温かい飲み物と冷たい飲み物、どちらが水分補給にいいのですか?」と。

体内への吸収の速さを考えると、冷たい飲み物のほうが有利です。冷蔵庫で冷やしたくらいの10℃前後のほうが、温かい飲み物よりも、脱水を改善するのが早いという研究結果が出ています。

ただ、入浴の一番の効能は、温熱効果で体が温まって血流がよくなることでした。冷たいものを飲むと、せっかく温まった体が冷やされてしまいます。それはもったいない。

そうしたことを総合的に考えると、常温のほうがいいように思います。

すごく汗をかいて暑いとき、熱中症気味になっているときには冷たい飲み物のほうがいいのですが、そうでなければ、せっかくの温熱効果、血流改善効果を保つために常温の飲み物で水分補給をしましょう。

入浴前の緑茶は、茶カテキンを吸収しやすい

飲み物といえば、「健康にいいと聞いたから」と、意識して緑茶を飲んでいる方は少なくないでしょう。

コレステロールが低下する、脂肪の吸収が抑えられる、老化の原因となる活性酸素を取り除いてくれる（抗酸化作用）、血栓がつくられるのを防ぐ、抗ウイルス作用……など、緑茶の効能はいろいろとわかっています。

そして、これらの効能を発揮しているのが、緑茶に含まれる「茶カテキン」です。

ところが、この茶カテキンには難点があります。吸収が悪いのです。

せっかく体にいい働きをたくさんもっている茶カテキンを、もっと効果的に体内に吸収するにはどうすればいいのか――。その方法の一つが、入浴前に飲むということです。

これは、私が浜松医科大学にいた頃に、あるシンポジウムでご一緒した山本万里先生ら

と一緒に行った研究です。山本先生は緑茶の健康効果について長年研究をされていて、その一つとして、茶カテキンの吸収をよくする方法を模索されていました。

そこで「温泉と緑茶を組み合わせたらどうだろう」という話になったのです。

具体的にどういう研究を行ったのかというと、緑茶だけを飲んだ場合と、緑茶を飲んだあとに温泉に入った場合とで、茶カテキンの吸収がどう変わるかを調べたのです。

1パターン目は、緑茶100㎖を飲んだあと、普通に待機してもらって1時間後に採血をし、2パターン目は、緑茶100㎖を飲んだあと、40℃の温泉に10分入ってもらって、同じく1時間後（緑茶を飲んでから）に採血を行いました。

そうすると、緑茶を飲んだあとに温泉に入ったときのほうが、血液中の茶カテキン量が増えていたのです。4人という少人数の研究でしたが、4人中4人が、ただ緑茶を飲んで1時間後に測定したときよりも、緑茶を飲んだあとに温泉に入ってから測定したときのほうが、平均で7倍、茶カテキンが吸収されていたのです。

おそらく、お風呂に入ることで血流がよくなったため、茶カテキンがより速く胃腸に流れて吸収され、全身を巡ったのだろうと思います。

実は緑茶の茶カテキンだけでなく、たとえばアセトアミノフェンなどの薬も、入浴によって吸収がよくなるという研究結果があります。

一般的な食べ物は、消化・吸収時に胃腸に負担がかかるので、お風呂に入ると胃腸への血液の流れが邪魔されて逆効果になると思いますが、飲み物など、すぐに吸収されるようなものであれば、お風呂に入るほうが吸収はよくなるのでしょう。

台湾ではお風呂でお茶が普通？

日本では浴室内で飲んだり食べたりする習慣はありませんが、以前、台湾の温泉に行ったときには、ほとんどの方がマイボトルを浴室内に持ってきていました。しかも、持参したボトルを置く用の棚がちゃんとあり、さらには浴室内に給湯器もあって、皆さんボトルにジャージャーとお湯を入れてウーロン茶などをつくり、飲みながらお風呂を楽しんでいました。

もしかしたら、たまたま私がお邪魔した施設だけがそういうスタイルだったのかもしれません。いずれにしても、日本ではまず見かけない光景だったので、「面白いな」と、とても印象に残っています。

飲み物、食べ物、あるいは薬と入浴の関係はほとんど研究されていませんが、もしかしたら、入浴前に飲んだり食べたり服用したりすると吸収率が高まるものがほかにもあるかもしれません。

普段から、健康や美容などのために意識的に緑茶を飲んでいる方は、入浴前に飲むと、茶カテキンの吸収率がぐっと高まります。自宅のお風呂であれば、コップやボトルを持参して台湾スタイルで入浴中に飲むのもいいでしょう。

ただ、一点だけ気をつけていただきたいのは、緑茶にはカフェインも入っているということ。夜の入浴前に飲むと、人によっては睡眠に影響があるかもしれません。私も、カフェインに敏感で、緑茶やコーヒーを飲むと眠れなくなってしまうので、夕方以降は控えています。その点だけ、気をつけてください。

カシスは飲む入浴剤!?

「え、飲む入浴剤？」

と、不思議に思う人がいるかもしれません。

食品メーカーで機能性素材（健康機能をもつ栄養素や成分のこと）について研究をしている知人と、たまたま話をしていたときのこと。

「シャワー浴だけだと体も温まらず、すぐ湯冷めするよね。カシスには血管を広げて血流をよくする作用があるから、〝飲む入浴剤〟ではないけれど、カシスのジュースを飲んでからシャワーを浴びたら、保温効果が延びて湯冷めを遅らせることができないだろうか」

そんな話になりました。

そして実際に、カシスの粉末を溶かしたドリンク（アントシアニン50㎎含有）を飲んだ場合と飲まなかった場合（カシスの代わりに水道水を飲む）とで、シャワー浴のあとの冷え具合はどう変わっていくかを比較する実験を行ったのです。

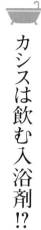

カシスドリンクまたは水道水を飲んだ30分後に、41℃で10分間のシャワー浴を行ってもらい、その後、60分後までの深部体温や手足の表面の温度を測定したところ、カシスドリンクを飲んだほうが温度は高いままで、主観的な冷えも改善していました。

カシスが血管を広げ、血流をよくしてくれるのは、カシスに含まれるカシスポリフェノール（アントシアニンもその一つ）の作用です。もちろん食品なので、コップ1杯でものすごく効果があるわけではありませんが、ほんの少しでもプラスになるのであれば、試してみる価値はあります。

冷えで悩んでいる方は多いと思いますので、シャワー浴のときはもちろん、湯船に浸かる前にもカシス入りのものを口に入れると、湯冷めしにくくなることが期待できます。カシスが入っていればなんでもいいので、カシスジュースに限らず、カシスの飴、カシスのサプリメント、カシスティーなどでもいいでしょう。ただし、カシスソーダ、カシスオレンジなどのお酒はNGです。

入浴前だけでなく入浴後も飲酒はダメ？

お酒を飲んだあとにお風呂に入って、動悸がしたり血の気が引いたり、怖い思いをしたことはありませんか？

特に温泉地では飲酒絡みのトラブルがたびたび報告されています。世間一般にいわれているように、飲酒後は湯船には浸からないほうが賢明です。

なぜ、飲酒後の入浴は危険なのか。

一つには、血圧が下がりすぎるからです。お酒を飲むと血管が広がり、血圧が下がります。その状態でお風呂に入るとさらに血管が広がって血圧が下がるので、脳に十分な血液を送ることができなくなり、意識を失ってしまう危険性があるのです。

そこまではいかなくとも、酔った影響で眠くなってお風呂で寝てしまう人も、なかにはいます。そうすると、気づかないうちに熱中症になってしまうことも。

さらに、転倒も心配です。飲み会後に千鳥足になっている人をよく見かけます。その状態でお風呂に入って転んだら……。

こうしたことを考えると、お酒を飲んだあとの入浴は、浴槽入浴ではなくシャワーにしておいたほうがいいでしょう。

では、入浴後に一杯飲むのはというと、ダメというわけではありませんが、いつもよりも酔いが早く回りやすいので、ちょっと気をつけていただければと思います。入浴後は全身の血流がよくなっているので、普段よりもアルコールの吸収が速くなり、いつもと同じ調子で飲んでいても早く酔いやすくなります。また、ビールは利尿作用があり、飲んだ分以上に尿となって排出されるため、水分補給にはなりません。必ずビールとは別に水や牛乳、ミネラル入り麦茶やスポーツドリンクなどを飲むようにしましょう。

二日酔いについては、私の知るかぎりお風呂の効果の研究はありませんが、強いて言うなら、血流がよくなって吸収が速くなる一方で、「アルコールを分解してアセトアルデヒドになり、それをさらに分解して最終的に水と炭酸ガスになる」というアルコール代謝もより速く進む可能性はあります。

だからといって、二日酔い対策に飲酒前の入浴や二日酔いのときの入浴をすすめるつもりは全くありません。二日酔いにならないようにするには、適量でとどめることと、水分を摂って代謝を進め、早く利尿して出すというのが、結局のところ一番かなと思います。

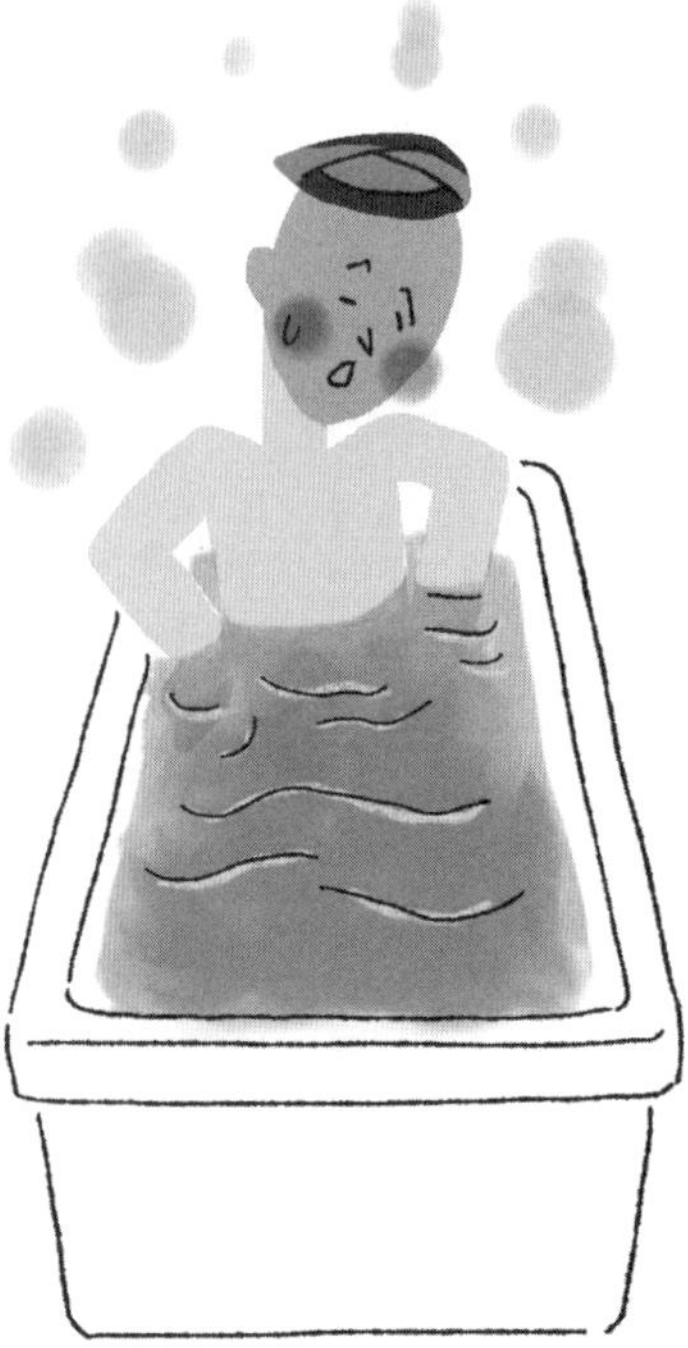

3章

ちょっとした工夫で
おうち風呂は
もっと楽しい

朝風呂の効用

これまでに何度も入浴に関する調査を行ってきましたが、一日に2回以上お風呂に入っている方はかなりの少数派。一日の締めくくりとして夜に1回という方がほとんどです。

もちろん夜の入浴は、一日の疲れを取る、体をきれいにする、よい睡眠につなげるといった大切な意味合いがありますが、朝風呂は朝風呂であなどれないよさがあります。

たとえば、低血圧で朝が苦手な人にとっては、朝風呂が解決策になります。

血圧は、寝ている間は低く、朝目覚めてから徐々に高くなって、活動モードの日中は高めに保たれ、夜になるにつれてまた低くなっていくという自然なリズムをもちます。ところが低血圧の人は、朝、目が覚めても血圧は低いまま。だから、起き上がろうとしても上半身に十分な血液を送り込めなくて、ぼーっとしたり、体が重く感じたりする。体を活動状態へと切り替えるのが苦手なのです。

その切り替えのスイッチに、朝風呂が効果的です。42℃程度の普段より熱めのお湯に短時間（5分以内）入ると、シャキッとします。私の知人も低血圧で朝が苦手なので、朝のシャワー（湯船に浸かるほどの時間がないので）をすすめています。

そしてもう一つ、朝起きたときに体のこわばりを感じる方はいらっしゃいませんか？寝て起きると体がこわばって動きが悪くなっていたり、関節が硬くなっている感じがする。

そういう方にも、朝風呂はおすすめです。寝ている間は体をほとんど動かさないので、筋肉や関節が硬くなりやすい。お風呂に入ることで、血液の流れがよくなって筋肉の硬さが取れるとともに、関節を包んでいる靭帯が温められて柔軟性が増すので、朝風呂に入ると、凝り固まった体の動きがよくなるのです。ただし、朝起きて1時間以上両手が握りにくいといったこわばりがあるときは、関節リウマチなどの病気のおそれもあるので、受診されることをおすすめします。

同じように、朝起きたときに腰が痛くなりやすい方にも朝風呂はおすすめです。最近はリモートワークで朝風呂をしやすくなった方も多いはず。もともと血圧が高い方にはおすすめしませんが、低血圧の方、朝に体が重たいという方は、夜だけでなく朝も、お風呂を効果的に使いましょう。

朝と夜で光を使い分ける

朝風呂の話が出ましたが、朝風呂と夜風呂で照明を変えるのもおすすめです。朝は、蛍光灯のような白い光のほうが目覚めのスイッチが入ります。逆に夜は、夕日のような暖色系の光のほうがリラックスできて、いい睡眠につながります。

人間も動物なので、朝は明るい光、夕方以降は夕日のような落ち着いた光というように、自然のリズムに合わせるのが一番なのです。

朝、明るい光を浴びると、体内時計がリセットされて体が活動モードに導かれます。さらに、その14～16時間後に睡眠ホルモン「メラトニン」の分泌が高まって眠くなるという一日の自然なリズムができやすいこともわかっています。逆に、夜に明るい光を浴びると、メラトニンの分泌が抑えられ、体内時計を狂わせてしまいます。

よい睡眠には、入浴で体を温めるとともに、照明に気を配ることも大切です。

浴室が明るすぎるということはありませんか？　もし明るさや色を変えられる照明であ

れば、朝風呂は明るく、夜風呂は暗めに調節しましょう。

ただ、一般的な浴室照明は、オンとオフのみで調光機能はついていないことのほうが多いと思います。その場合、電球や蛍光灯を暖色系のものに変えるだけでも、夜風呂のリラックス度合いが増します。

あるいは、いっそのこと、浴室の照明を消して脱衣所から漏れてくる光だけで入るのも乙です。浴室の扉はすりガラスが多いので、ちょうどよい、柔らかい光が入ってきます。

また、浴室の窓から太陽の光が差し込むようであれば、朝風呂も、照明をつけずに朝日を浴びながら入るのも気持ちのいいものです。

数年前になりますが、セガトイズさんと共同で「アクアクラゲ」という商品をつくったことがありました。これは、内部にＬＥＤが入っていて、スイッチを入れて湯船に浮かべると、海や空などの映像を水底に投影してくれるというもの。ほかにも、最近では防水仕様になっているアロマキャンドル風のＬＥＤなどが売られています。そうしたものも使いながら、電気を消してお風呂に入るだけでも、おうち風呂が特別な空間に様変わりします。

入浴効果を高める入浴剤の選び方

おうち風呂を工夫するというと、まず思いつくのが「入浴剤」ではないでしょうか。薬局やドラッグストアに行くとさまざまな種類の入浴剤が売られているので、どう選べばいいのかわからない方もいらっしゃるかもしれません。大枠を押さえておくと、自分に合った入浴剤を選びやすくなります。安心して使えるのは、国の規制を受け、成分がはっきりしている「医薬部外品」や「浴用化粧品」でしょう。

入浴剤には、大きく分けると次の7種類があります。

①無機塩類系

粉末または顆粒状の、いわゆる昔ながらの入浴剤。しばしば見かける温泉地の名前がついている入浴剤も、この無機塩類系です。

入れると、さーっとお湯に色がついて香りが漂い、よりリラックスした気持ちになりますが、それだけではありません。入浴剤を入れることで保温効果が高まる、より血流がよくなるといった効果がちゃんと研究されています。しかも、ほかの入浴剤に比べて価格がお手頃で、入手しやすいのも、うれしいところです。

②炭酸ガス系

最近流行りの入浴剤が、この炭酸ガス系です。入れると泡が出るタイプのもの。今一番売れているのが、炭酸ガス系入浴剤といわれています。

これは、もともと「二酸化炭素泉」という温泉を真似てつくられています。二酸化炭素泉は炭酸ガスが溶け込んだ温泉で、お湯に溶け込んだ炭酸ガスが皮膚から吸収されると、血管を直接広げる働きをしてくれるので、血流がよくなるのです。

実際に医療の現場では、血流が悪くなって床ずれ（いつも同じところに圧力がかかって、皮膚に障害が起こること）ができた患者さんに、たとえば、かかとの床ずれであれば、炭酸ガス系入浴剤を多めに入れて足浴を行うと治りが早くなるということをしばしば経験します。

ちなみに、最近目にする重炭酸イオンに着目した入浴剤も、基本的には炭酸ガス系と同じものです。

③生薬系

漢方薬のように、自然界にある植物をそのまま刻んだり、エキスを取り出して無機塩類などと組み合わせたりしたもの。身近なところでいえば、ゆず湯、よもぎ湯などがこのタイプです。

粉末や液体になっているものもあれば、ティーバッグのようになっているものも。すべて研究されているわけではありませんが、経験的に、体を温める作用や血流をよくする作用があるといわれています。

④酵素系

パパイン、パンクレアチンなどのタンパク質分解酵素が配合されたもの。

皮膚の表面の汚れや古くなった角質を落としたり、皮膚を洗浄してくれます。

⑤清涼系

無機塩類系や炭酸ガス系に清涼成分を加えたもので、夏用の入浴剤です。

重曹がメインで使われているので、皮膚の汚れを取ってくれ、プラスされているメントールによって、お風呂上がりがよりすっきりします。入ると冷たい感じがするものもありますが、実際に体が冷やされるわけではなく、細胞にあるＴＲＰチャネルというスイッチが入るため冷たく感じます。無機塩類などによる温熱効果はあります。

⑥スキンケア系

液状ラノリン、ホホバ油、グリセリン、カゼインなどの保湿成分が入っているもの。保湿成分で皮膚をコーティングしてくれます。スキンケア系の入浴剤は、「浴用化粧品」にカテゴリーされていることが多いです（そのほかの入浴剤は、医薬部外品が多い）。

⑦温泉系

温泉をダイレクトに家庭で楽しめるように、温泉成分を人工的に再現するのではなく、実際の温泉成分を抽出したもの。代表的なものが、湯の花です。

自宅で温泉気分を味わえる一方で、なかには成分がよくわからないものもあるので、パッケージやウェブサイトの説明を見て、成分や、どこでつくられているのかを確認してから購入いただければと思います。

「○○の湯」は、本当に本物の温泉に似ているの？

草津や別府、黒川など、人気の温泉地の名前の入った入浴剤もたくさんあります。

温泉に行きたいけれどなかなか行けない、そんなときには「○○の湯」と書かれた入浴剤を買ってきて家で楽しむという方もいらっしゃるでしょう。

そうした温泉地の名前がついた入浴剤は、本物の温泉の成分と同じなのでしょうか？

つくり込み方は、メーカーによって違っているようです。なかにはイメージでつくってしまう残念なメーカーもあるようですが、多くの入浴剤メーカーは、ちゃんと現地に足を運び、温泉成分を研究した上でつくっています。

具体的な名前を挙げるなら、バスクリン（日本初の入浴剤「浴剤中将湯」を1897年に発売したのが同社）では、開発者が各温泉地に行き、温泉分析表をもとに温泉の成分を徹底的に研究するとともに、湯触りなどの感覚、色、香りなどもなるべく再現できるよう、各温泉地の温泉協会などとタイアップしてつくっているそうです。

だから、濃さこそ違いますが、成分の配合バランスはほぼ本物の温泉と同じ。

ただ、どうしても再現できないのが、硫黄系の温泉だそうです。硫黄は、皮膚や体にはいいのですが、給湯器を傷めてしまうのです。

以前、硫黄成分が含まれ赤色の液体になっていて、湯船に入れると、硫黄泉のようになるという入浴剤があったのをご存じですか？

これは唯一の硫黄系の入浴剤でしたが、故意に有毒な硫化水素ガスを発生させる事故が複数発生してしまったために販売自粛となり、のちに製造会社自体が業務を停止してしまいました。

というわけで硫黄系の温泉地の再現は難しく、登別カルルスは真似できても、硫黄泉である登別温泉は真似できないそうです。

身近なもので「薬湯」「季節湯」を

日本で初めての入浴剤が登場したのは明治のことですが、そのルーツは、薬効の高い和ハーブなどを入れた「薬湯」でした。今でも銭湯に行くと、5月5日の端午の節句には「菖蒲湯」、冬至には「柚子湯」など、季節ごとの湯が楽しめます。

そんな薬湯や季節湯を自宅でも簡単に再現することができます。

自宅でガーデニングを楽しんでいる方は、育てている植物を使いましょう。なかでも、バラやチューリップなどの花びら、ローズマリーやタイム、ラベンダー、ミントといったハーブ類は香りがよくておすすめです。

やり方は簡単です。花びらもハーブもきれいに洗って、ティーバッグのようにネットに入れて湯船に浮かべるだけ。そのまま浮かべたほうが見た目には華やかですが、どんなにていねいに洗っても目に見えない汚れがついています。そのまま入れてしまうとお湯が汚れ、後始末も大変なので、ネットに入れて浮かべるほうが安心です。

ほかにも、大根やよもぎ、みかんの皮など、身近にあるものが薬湯になります。ただし、人によっては合わない場合もあるので、皮膚に異常を感じたときは、すぐ中止してシャワーで洗い流しましょう。

それでは、1月から12月までの季節湯を紹介しましょう。

◆1月は、不老長寿の象徴の「松湯」

縁起物として門松に使われる松。「松湯」で使われるのは松の葉です。松葉には、殺菌・浄化・鎮痛・血行促進といった効果があります。松葉をよく洗って細かく刻んでネット（お茶パックや水切りネット、ストッキングなど）に入れて湯船に浮かべましょう。

◆2月は、春の七草の一つ「大根湯」

大根の葉を日陰で干したものを細かく刻んで、ネットに入れて湯船に浮かべます。大根の干葉には、温泉成分でもある塩化物や硫化イオンが含まれ、皮膚に膜を張って保温効果を高めてくれます。

◆3月はハーブの女王「よもぎ湯」

よもぎは「ハーブの女王」や「ハーブの母」と呼ばれるほど、古くから身近な薬草として用いられてきました。柔らかい若い芽が出るのが、3月から5月の頃。生の若葉を日陰で干したものをネットに入れて浮かべます。

昔から皮膚の民間薬として知られていたよもぎ。タンパク質を変性させて肌や粘膜を引き締める作用（収れん作用）があり、美肌効果が期待できます。

◆4月は「桜湯」で花見納めを

桜湯といっても、使うのは花びらではなく、桜の樹皮です。樹皮を乾燥させたものを細かく刻んでネットに入れて浮かべます。

桜の樹皮には、炎症を抑える働きがあるといわれます。桜は生花店で入手できます。花見シーズンが終わったら、桜湯で桜を堪能してはいかがでしょうか。

◆5月は邪気払いの「菖蒲湯」

菖蒲には強い香りがあり、邪気を払い、心身を清めてくれるといわれています。菖蒲湯に使われるのは、紫色の花が咲く花菖蒲（アヤメ科）ではなく、サトイモ科の菖蒲です。菖蒲には、疲労回復やリラックス、血行促進といった効果があるといわれています。端午の節句の頃にはスーパーでも入手が容易です。菖蒲の葉と根茎を細かく刻み、ネットに入れて、湯船に浮かべましょう。

◆6月は10種の薬効をもつ「どくだみ湯」

10種類の薬効をもつことから「十薬」とも呼ばれる、どくだみ。タンパク質の合成を促進する皮膚再生効果や殺菌作用をもち、皮膚の万能薬として昔から用いられてきました。生の葉や茎を刻んだものをネットに入れて湯船に浮かべます。どくだみの独特な香りが苦手な方は、市販の乾燥どくだみ（お茶用でOK）を（ただし殺菌作用は弱まります）。

◆7月は、夏の肌を労わる「桃湯」

桃の葉には、消炎・解熱に有効な成分が含まれているほか、肌や粘膜を引き締める収れん作用もあり、日焼けや虫刺されといった夏の肌トラブルに効果的です。

桃の葉を洗って乾燥させたものをネットに入れて湯船に浮かべる「桃湯」は、江戸時代から、夏の土用の習慣として親しまれてきました。

最近は、家庭で「ゴーヤ（苦瓜）」を栽培している方もいらっしゃると思います。桃の葉が入手しにくければ、伝統的な季節湯ではありませんが「ゴーヤ湯」もおすすめです。

あるテレビ番組の取材があって、私も初めて知った、沖縄の一部で行われている入浴法だそうですが、ゴーヤの葉を煮出した抽出液を湯船の湯に入れます。ゴーヤ湯を楽しんでいる人は皮膚によいとコメントしていましたが、調べたところ、ゴーヤにはニキビ菌の増殖を抑える成分があるという研究も出ていて驚きました。

◆8月は、さっぱり爽やかな「薄荷湯」

薄荷（ペパーミント）には、メントールの清涼感に加えて、体を温める作用もあります。

きれいに洗った薄荷の葉を陰干しして乾燥させたものをネットに入れて湯船に浮かべると、体は温まるのに湯上がりはさっぱり爽快な「薄荷湯」になります。生の葉が手に入らないときには、薄荷茶でも代用ＯＫです。

◆9月は、齢草の異名をもつ「菊湯」

９月９日の「重陽の節句」は「菊の節句」ともいわれ、菊の花を飾ったり、菊の花びらを浮かべた「菊酒」を飲んだりして、長寿を願いました。

菊湯は、花や葉を陰干しにしたもの、あるいは生の花や葉をネットに入れて浮かべたお風呂です。菊の香りには、血行を促進して老廃物の代謝をよくする働きがあります。菊湯で、夏の疲れが残る体をリフレッシュしましょう。

◆10月は、体を温める「生姜湯」

生姜を食べると体が温まることはよく知られています。その生姜をスライスしてネットに入れて湯船に浮かべる「生姜湯」も、体を温めてくれます。

また、生姜にはタンパク質を分解する酵素も含まれていて、体の汚れを落ちやすくする働きもあります。

◆11月は、漢方にも使われる「みかん湯」

みかんの皮には、リラックス効果のある香り成分リモネンや、血流をよくする働きのあるポリフェノールなどが含まれ、昔から「陳皮」と呼ばれて漢方薬の材料としても使われています。手軽に手に入るのもいいところ。みかんを食べたあと、皮をきれいに洗い、そのままネットに入れるか、日陰で干したあとネットに入れて湯船に浮かべましょう。ビタミンCも豊富なので、水道水の塩素を中和してくれる効果も期待できます。

◆12月は、薬湯の定番「柚子湯」

冬至の日のお風呂として今でも親しまれている、柚子湯。5、6個の柚子をそのまま、あるいは半分に切って湯船に浮かべます。

柚子の皮に含まれている脂溶性の有効成分などが皮膚に薄い膜をつくり、肌の乾燥を防いで、体が冷えるのを抑えるので、保湿、保温効果が高まります。以前に柚子湯に入ったあとの保温状態をサーモグラフィで測定する実験を行ったところ、1時間以上も皮膚が温まった状態が持続していました。昔から薬湯として親しまれていたのには、ちゃんと理由があったのです。

重曹とクエン酸で「重曹泉」「炭酸泉」も

そのほか、身の回りにあるもので、料理に掃除にマルチに活躍する「重曹」や「クエン酸」を使うと、特別なお風呂になります。

温泉の種類の一つに「炭酸水素塩泉」（重曹泉）というものがあります。温泉については6章で詳しく説明しますが、炭酸水素塩泉、かつての重曹泉は、いわゆる「美人の湯」と呼ばれるような温泉です。重曹成分が皮膚の汚れや油分、古い角質を洗い流してくれるので、湯上がりが爽快で、肌がつるつるになるのです。

湯船に重曹を加えると、自宅でも「重曹風呂」が楽しめます。重曹の量は大さじ2〜3

杯ほど。もう少し多めでもいいのかもしれませんが、多すぎると皮膚を荒らしてしまうので、このくらいで十分でしょう。一般的な入浴剤の量が1回30gから50g程度なので、その量を目安にしていただければと思います。

また、重曹にクエン酸を加えると炭酸風呂ができます。重曹とクエン酸を「2対1」の割合（重曹30g、クエン酸15gなど）でビニール袋などに入れてバサバサ振ってよく混ぜ、お湯に入れると、ブクブクと炭酸ガスの泡が立ち込め、二酸化炭素泉のようになります。このとき、混ぜたものをそのまま湯船に入れると、表面で泡が出てしまいます。二酸化炭素をもっとお湯に溶け込ませるには、重曹とクエン酸を混ぜたものを目の細かいストッキングや水切りネットなどに入れ替えて、湯船の底に沈めるといいでしょう。

こんなふうに、身近にあるものだけで自宅のお風呂が〝薬湯〟にも〝温泉〟にもなります。自分だけのおうち風呂を楽しんでみてください。

自分好みの香りでプラスアルファの効果を

入浴剤は種類が豊富でいろいろ選べて、手軽に楽しめる一方、当たり前ですが、一度入れると元のお湯には戻りません。家族と同居している場合など、もしも互いに好みが違えば、入浴剤は使いにくい。

そこで、おすすめなのが、アロマオイル（精油）です。

ただし、湯船に直接入れるわけではありません。アロマオイルは非常に濃いので、肌に直接触れると、皮膚を荒らしてしまうことがあります。「天然由来のものは肌にやさしいのでは？」と考える方もいらっしゃるでしょうが、そうではありません。

アロマオイルの原液を直接肌につけるのはNGです。

「湯船に垂らせば薄まらないの？」と、思う方もいらっしゃるかもしれません。ところが、オイル（油）なので水には溶けず、たとえ少量でもお湯の表面に浮かんで、皮膚に付着するのです。

「キャリアオイル」や「バスオイル」といったものでアロマオイルを薄めて乳化（本来混ざり合わないものを混ぜること）させてから使うという方法もありますが、面倒です。お風呂でアロマを楽しむときには、お湯を張った洗面器に2、3滴垂らすという方法が、一番手軽でおすすめです。

香りを広げるためのディフューザーといった道具も必要ありません。

浴室は狭いので、洗面器にたった数滴垂らすだけで、心地よい香りが充満します（広い浴室の場合には、数滴多めに入れましょう！）。それでいて、洗面器のお湯を流して、窓や扉を開けておけば、次の人が入るときには香りは残りません。すぐにリセットすることができます。

ラベンダーの香りはリラックスに、グレープフルーツやレモン、柚子などの柑橘系はリフレッシュに、ヒノキやユーカリなどの樹木系は森林浴のように心を落ち着かせてくれる――など、それぞれに効果がいわれていますが、香りには好みがありますので、好きな香りを選ぶのが一番です。

目を瞑って耳をすませば、自宅が〝露天風呂〟に

色、香りとくれば、次は「音」でしょうか。

お風呂で音楽をかけると、音が響いて気持ちのいいものです。

「入浴中くらいはデジタルデトックスをしましょう」

そうよくお伝えしています。若い人のなかには入浴中もスマホで動画やネット記事を見たり、ＳＮＳをチェックしたりする人も少なくなく、それでは脳が興奮して、せっかくのリラックスタイムに脳も目も休まりません。

ただ〝ＢＧＭ要員〟であれば、スマホなどのモバイル機器を防水ケースやジップロックなどのポリバッグに入れてお風呂に持ち込むのはアリだと思っています。最近では、ワイヤレスの防水スピーカーもいろいろな種類が出ています。私が開発にかかわった「onsen*」というアプリでは、入浴に合うリラックスするＢＧＭが流れ、時間がくれば「お風呂から上がりましょう」とアナウンスが入ります。

私の場合は、防水のポータブルラジオを持ち込むことが多いです。スイッチさえ入れれば、操作をしなくていいので楽なのです。

ＦＭ放送で音楽を聴いたり、ＮＨＫラジオ第２で子ども向けの歴史や古文の話を聴いたり、あるいは、あえて聞き流せるようにＡＦＮ（在日米軍向けのテレビ・ラジオ放送）で英語の音楽番組をかけたりしています。ラジオのいいところは、インターネットで自分の好きな音楽を探すのと違い、もともと興味のない番組でも、気楽に聞いていると意外に面白く新しい発見があることです。

交感神経を刺激しない、ゆったりした気持ちのまま聴けるというのがポイントです。

以前に、温泉の音や銭湯の音を聞きながらお風呂に入ったらどうだろうか、と考えたことがありました。そのときにはインターネットで探してもほとんど見つからなかったのですが、コロナ自粛で需要が高まったからなのか、露天風呂の音や温泉・銭湯の音、川のせせらぎの音などが、ＹｏｕＴｕｂｅでたくさん見つかるようになりました。

露天風呂の音といっても、ただお湯がちょろちょろ流れている音が１時間以上ずっと続くだけなのですが、それをBGMにしながら、湯船に浸かって目を閉じると、まるで温泉地に来たような感覚に浸れるのです。さらに照明を消して、窓を開けて風を感じたり、好きな温泉地の入浴剤や好きな香りのアロマオイルをプラスしたりすれば、もうそこは露天風呂。自宅にいながら、ちょっとした非日常を味わうことができます。

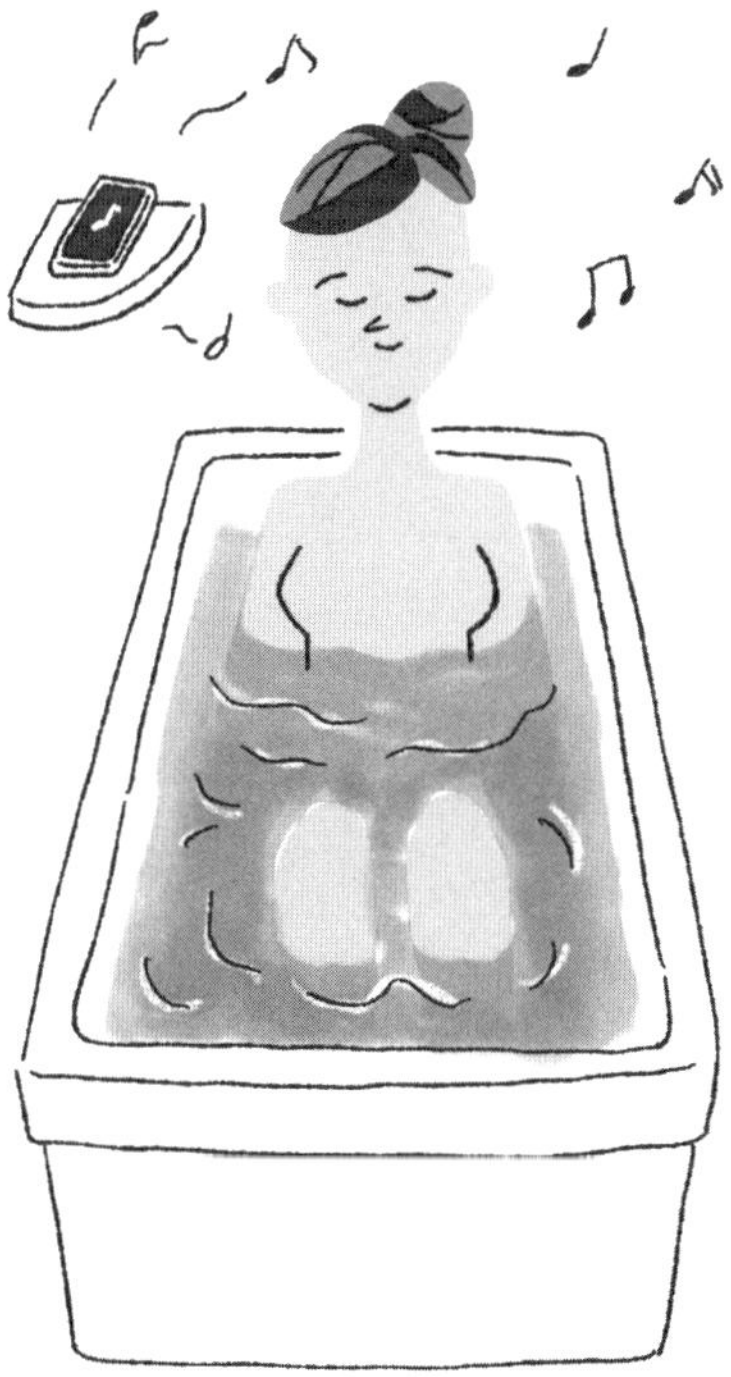

シャワーでセルフマッサージ

お風呂に入ると、水圧によって全身が軽く締め付けられ、マッサージ効果があることはすでにお伝えしました。もっとピンポイントにマッサージ効果を得ようと思ったら、シャワーを効果的に使いましょう。

肩や首が凝っているときには、凝りを感じる部分にピンポイントでシャワーをあてる。打たせ湯のようなイメージです。

凝っている部分を自分の手で揉もうと思ったらちょっと大変ですが（かえって疲れるかもしれません）、シャワーであればあてるだけなので楽にマッサージ効果を得られます。

足が疲れたときには、ふくらはぎにシャワーをあてると効果的です。

また、目が疲れたときには、目の周りにシャワーを。以前に東京ガス・都市生活研究所が行った研究では、シャワーを使うことで眼精疲労の回復が早まった、と報告されています。このときには42℃のシャワーを、左右の目の周りに1分ずつ交互に3回あてたところ、疲れによる一時的な視力低下が早く回復し、すっきり感が増し、目のショボショボ感が低下したそうです。目の周りの血流がよくなったのでしょう。

シャワー浴だけでは、なかなか体が温まらず、血流改善効果も疲労回復効果も浴槽入浴に比べると劣りますが、「ピンポイントで使える」のはシャワーならではのよさです。湯船に浸かって全身を温めたあとで、気になるところをピンポイントでシャワーでマッサージする。そんなふうに組み合わせて使っていただければと思います。

さらにマッサージ効果を高めたいと思ったら、シャワーヘッドを選びましょう。実はシャワーヘッドは簡単に交換することができます。

家電量販店やホームセンターなどに行くと、いろいろなタイプの水流を出すことのできるシャワーヘッドが売られています。マッサージ効果を高めるという点では、水圧が変えられるものを選びましょう。マッサージ機能を謳っているものもあります。

今お使いのシャワーでは物足りなく感じている方は、水圧が強められるシャワーヘッドに交換してみてはいかがでしょうか。

マイクロバブルでちょっと贅沢なお風呂に

おうち風呂をさらにラグジュアリーな時間にするには、自宅の給湯器に「マイクロバブル機能」をつけるという方法もあります。

昔から泡風呂はありましたが、マイクロバブル浴は、もっともっと微細な泡で満たされたお風呂のことです。

マイクロバブルとは、直径1〜100㎛（マイクロメートル。1㎛は1㎜の1000分の1）という超微細な細かい泡のこと。もともとは精密部品などの洗浄のために工業分野で使われていましたが、最近、その技術がお風呂にも転用され、マイクロバブル機能を備えた給湯器が複数の会社から出ています。

マイクロバブル機能をオンにすると、超微細な泡が湯船全体にワーッと広がり、ものの数分でお湯が真っ白になります。もちろん泡なので、お湯そのものが白くなっているわけではありませんが、浸かると足先が見えなくなるほど。白濁温泉に浸かっているような気分に浸れます。

マイクロバブル浴のよさは、そうした見た目の特別感だけではありません。入浴の温浴効果、洗浄効果、保湿効果が高まることがわかっています。

少し熱めのお風呂に入ったとき、最初は熱く感じても、じっとしているうちに慣れてきます。でも、お湯の中で体を動かすと、また熱くなる。それは、薄い衣のように、皮膚の表面にまとわりつくように覆っていたお湯の層が、体を動かしたことで熱いお湯に入れ替わるからです。逆に、じっとしていると同じお湯の層に覆われたままなので、そんなに熱くは感じません。

マイクロバブル浴では、微細な泡が細かく振動しているので、じっと入っていても、お湯の層ができにくく、絶えず熱いお湯が皮膚に直接触れて、同じ温度でも温まりやすくなります。

また、微細な泡が細かく動き、皮膚の汚れに吸着して落としてくれるため、洗浄効果も高まります。毛穴にたまった皮脂汚れまで、マイクロバブルが吸着してかき出してくれるのです。

もう一つの保湿効果が高まる理由は、少し説明がややこしくなるのでここでは省きますが、肌の水分量の増加が持続しやすいことが実証されています。

「しっとり」「さっぱり」「ぐっすり」も高まる

私も、以前にマイクロバブル浴の主観的な効果について調べたことがあります。11人という少人数での調査ですが、40℃で15分間、さら湯での全身浴とマイクロバブル浴での全身浴をそれぞれ行ってもらったところ、次のような結果になりました。

全身の温まり感、リラックス感、くつろぎ感、幸せ感、肌のしっとり感、肌のさっぱり感、上質感・高級感、贅沢感、ワクワクする感じ、感動する感じ、お湯の柔らかさ、肌のさっぱり感、ぐっすり眠れそうな感じ――という12項目で、マイクロバブル浴のほうが、明らかに評価が高かったのです。

マイクロバブル機能がついた給湯器は、一般の給湯器に比べると10万円ほど割高にはなります。また、今ある給湯器にマイクロバブル機能を後付けすることも可能で、この場合にも、やっぱり10万円前後かかるようです。

少し贅沢な買い物ではありますが、毎日の入浴に付加価値をつけて、もっと特別なものにしたいという方にはおすすめです。

そのほか、マイクロバブルを含んだ水流が出るシャワーヘッドもあります。シャワーヘッドであれば1万~2万円なので、給湯器を交換するよりはお手頃です。

微細な泡を含ませることで、マイクロバブル浴と同じように毛穴の汚れまで落としやすくなり、特に髪を洗うときに地肌までよりきれいに洗えます。

コロナ自粛で在宅勤務になったり、定年を迎えたりして家にいる時間が増えている方は、毎日の入浴をより健康的に、より上質なものにするために、ちょっと贅沢をしてみるのもいいかもしれません。

足腰が衰えてもお風呂をあきらめない方法
――訪問入浴というサービス

年を取って足腰が弱まってきたときに、できなくなりやすいのが、「跨ぐ」という動作です。食事をしたり着替えたりは自分でなんとかできるものの、浴槽を跨ぐことができなくなったために一人でお風呂に入れなくなる、ということがよくあります。

そうすると、洗い場でシャワーだけで済ませてしまうことになります。それでは、疲れは十分に取れませんし、入浴の満足感、爽快感が失われてしまいます。

たとえ跨ぐという動作ができなくなったとしても、湯船に浸かって入浴することをあきらめる必要はありません！　跨ぎができなくなっても、まだまだ入浴を楽しめる方法があります。

一つは、デイサービス（通所介護）やデイケア（通所リハビリ）に行って施設のお風呂に入れてもらうという方法。どちらも介護保険が適用されるサービスです。

ただ、施設では一人でゆったりお風呂に入るわけにはいきません。そういう意味では、やっぱり自宅のお風呂にはかなわないでしょう。特にコロナが流行してからは、「ほかの人と一緒に入るのは嫌だ」と、デイサービスやデイケアの利用者が減ったと聞きます。

では、跨ぎができなくなったら自宅でお風呂を楽しむ方法はないのかというと、もちろんあります！

一つは、訪問介護や訪問看護を利用して、介護士さん・看護師さんに手伝ってもらいながらお風呂に入るという方法（入浴介助）。つまり、自宅のお風呂に入るのを手伝ってもらう。

そしてもう一つ、訪問介護・看護の入浴介助でも難しくなったなら、「訪問入浴」という方法もあります。この訪問入浴、とてもありがたいサービスなのですが、あまり知られていません。

訪問入浴は、自宅に浴槽自体を持ってきて、お風呂に入れてくれるという介護保険のサービスです。その方が普段生活している部屋にお風呂を持ち込んでくれるので、たとえ寝たきりの状態になっても、ベッドのそばに浴槽を置いて、3人くらいのスタッフでお風呂に入れてくれるのです。だから、最後の最後までお風呂を楽しむことができます。至れり尽くせりのサービスですから、ほかの訪問介護サービスに比べると、1回1260単位（1万2600円）とちょっと高めです（2021年4月現在）。ご本人が支払う金額は、基本的にはその1割なので1回1260円。ちょっと高いスーパー銭湯と同じくらいでしょうか。

先ほど「寝たきりの状態になっても」と書きましたが、すっかり足腰が衰えて、歩けなくなってからでないと訪問入浴サービスを使えないのかというと、そうではありません。要介護度の高い人のためのものと思われがちですが、決してそうではなく、要介護1の方から寝たきりの状態の方まで使えるサービスなので、どんどん使っていただきたいと思います。

こんな話もよく聞きます。終末期までずっと病院に入院していて、「最期は自宅で迎えたい」と希望された方が、自宅に帰って、亡くなる直前に訪問入浴のサービスを使って、住み慣れた自分の家でお風呂に入ることができた、と。

日本人にとってお風呂は、生活の満足度を左右するもの。そのお風呂に、介護が必要な状態になっても、寝たきりの状態になっても、それこそ亡くなる直前まで入れる方法があるというのは、幸せなことです。日本の介護保険サービスは案外よくできています。

さらにいえば、日本では、亡くなってからも「湯灌」があります。故人をお見送りする儀式の一つです。

訪問入浴と同じで、自宅に浴槽を持ってきて、亡くなった方を入れてさしあげるのです。特に長く入院していた方などは、湯灌を行ってあげると、「ようやくゆっくりお風呂に入れた」と、ご家族からとても喜ばれるそうです。

ちなみに葬儀では、白装束を左前に着せたり、紐の結び目を横ではなく縦にしたり、普段とは逆にする「逆さごと」が行われます。湯灌でも、浴槽にお湯を張った状態でご遺体を入れるのではなく、まずご遺体を入れてからお湯を注ぐというように、普段とは逆の手順で行います。

いつまでもお風呂を楽しめるという話から少し脱線しましたが、日本には、亡くなる直前まで、さらには亡くなってからもお風呂に入れるという文化があります。

緊急事態発生！ 給湯器が壊れた夜にお風呂に入るには

突然、給湯器が壊れたら——。

何かが壊れるときというのは大抵突然ですが、給湯器が突然壊れると、結構困ります。というのは、私の家の給湯器が年の瀬も年の瀬の12月31日に壊れて、お湯が出なくなったのです。

あわてて給湯器の説明書を見ると「24時間365日受け付けます」と書かれていたので、メーカーのサポートセンターに電話をしたところ、確かに電話はつながりました。ただ、年末年始で修理を行ってくれるところは閉まっているそうで、「修理は1月6日になります」と。

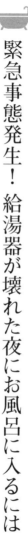

1月6日ということは、1週間、お風呂に入れないということです。近所の銭湯に行こうかとも思いましたが、間の悪いことに正月休みで銭湯も休みでした。

そこで、ネット検索で見つかった「緊急時にはすぐに対応します」という給湯器の修理店にも電話で聞いてみましたが、確かに即日対応はしてくれそうなのですが、修理ではなく給湯器を丸ごと交換することになるようで、数十万円かかる、と。

これは困ったなと思い、さらにネット検索をして最終的にたどり着いたのが、湯船に沈めて湯を沸かすヒーターでした。

熱帯魚などの水槽に棒状のヒーターが入れてあるのを見たことはありませんか？　その大型版をイメージしていただければと思います。

水を張った浴槽に、その棒状のヒーターをボトンと入れて電源を入れておくと、6時間から半日ほどかかりますが、お湯が沸き、保温もできるのです。2万円ちょっとしましたので少し迷いましたが、背に腹は代えられないと急いで購入しました。

1月2日には届き、その日から、6時間以上かけてお湯を沸かして、なんとかお風呂に入れるようになりました。そのときにあらためて、お湯の貴重さと、毎日お風呂に入れることのありがたみを感じました。

そのヒーターは、給湯器が壊れたときだけでなく、最近人気のアウトドアのほか、災害用にも重宝されているようです。

私は子どもの頃に宮城県沖地震（1978年に起きたマグニチュード7・4の地震）を経験していますが、そのときに電気と水は比較的早く復旧したものの、ガスが出るようになるまでには時間がかかったことを覚えています。ガスは安全を確認しなければいけないので、復旧までにより時間を要するのでしょう。

今回、身をもって体験しましたが、お湯が出ないのは不便なものです。「一家に一台、備えを」とは言いませんが、困ったときには水からお湯を沸かすことのできるヒーターがあるということを知っておくと、いざというときに安心です。

4章
コロナ禍を入浴で克服する

コロナ疲れ・ストレスを解消するマインドフロネスのすすめ

コロナ禍、コロナ疲れ、コロナストレス――。こうした言葉がすっかり定着してしまったように、コロナを境に生活や仕事のスタイルが変わり、これまでとは種類の違う疲れやストレスを感じている方は多いでしょう。

実際、バスクリンとともに行ったウェブアンケート（２０２０年8月、東京・大阪在住の男女４００人に調査）では、77％の人が8月までの半年の間に生活や働き方に「変化があった」と答え、さらに、変化があった人は変化のなかった人に比べて、約2倍「精神的なストレスや疲れの増加」を感じていました。

予想していた結果でしたが、やはりコロナをきっかけに生活が変化した人は多く、そして、変化のあった人ほどストレスや疲れを感じていたのです。

こうしたコロナ疲れ、コロナストレスを解消するのに、お風呂ほど手軽で有用なものはありません。なんといっても、お風呂に入ればリラックスします。自律神経のコントロールについては次の項目であらためてお伝えしますが、ただお風呂に入るだけで、高ぶりがちな交感神経を鎮めて、副交感神経優位の状態に導いてくれます。

ですから、基本の入浴法としてお伝えしたように「40℃のお風呂に10分」入るだけで、精神的なストレスも疲れも和らぎます。

そして、もっと効果を高めようと思ったら、私がよくおすすめしているのが「マインドフルネス」です。これは「マインドフルネス」に「お風呂」を組み合わせた、私の造語です。

マインドフルネスとは、「今、この瞬間」に集中する、というもの。

私たちはつい、考えても仕方のない過去のことや、まだ決まっていない未来の心配などをあれこれ考えてしまいます。そうすると、余計な心配事やストレスを抱え込み、心ここにあらずの状態になりがち。そこで、瞑想などをしながら「今、この瞬間」に集中しようというのが、マインドフルネスです。

私の提唱する「マインドフロネス」は、お風呂の中でマインドフルネス（瞑想）をしましょう、というもの。やり方は簡単です。

●浴室の照明は暖色系に。または脱衣所から漏れる光のみでもよい
●湯温は、いつもと同じ40℃か、ちょっとぬるめに
●薄目を開ける（目を開けると集中しにくいが、目を閉じると眠くなりやすいので）
●お腹を膨らませたり凹ませたり、腹式呼吸で呼吸をする
●息を吸うときは鼻から、吐くときは口から。3秒かけて鼻から吸い、5秒かけて口から吐き出す。慣れてきたら、もっとゆっくり
●深い呼吸を10～20回繰り返す（慣れてきたら5分～10分間）

つまりは、湯船に浸かりながらゆったりした呼吸を繰り返すというだけ。

マインドフロネスの間は、ただ呼吸に集中するようにしましょう。つい、いろいろな物事が頭に浮かんでしまいますが、何か違うことを考えそうになったら「吸う、吐く」とい

う呼吸に意識を戻します。

そうして、まずは10回、深い呼吸をすることからはじめましょう。


マインドフロネスには、一石三鳥の効果があります。

一つは、お風呂の温浴効果と浮力でよりリラックスしやすいということ。普通にリビングや寝室で行うよりも、お風呂の中のほうがよりリラックスしやすいのです。

二つ目に、湯気が立ち込めているなかで息を吸い込むので、鼻やのどを守っている線毛細胞に湿気が加わり、異物を外に出す働きが高まります。つまりは免疫力が上がります。

そして三つ目は、呼吸筋のトレーニングになるということです。同じように息を吸い、吐くにしても、陸上でやるより、水圧がかかっている水中で行ったほうが、筋肉を使います。年齢を重ねるにつれて、誤嚥（飲食物などが間違って気管に入ること）しやすくなったり、痰を出しにくくなったりするので、呼吸筋を鍛えておくことは大切です。

マインドフロネスなら、リラックスしながら免疫力と呼吸筋まで自ずと鍛えられます。

一石三鳥の習慣で、お風呂の時間を有意義に使いましょう。

リモートワークは入浴をオン・オフのスイッチに

コロナで変わったことの一つとして、会社員の方でもリモートワーク（在宅勤務）が増えました。そして、リモートワークの増加に伴って増えているのが、残業時間です。

私は、いくつかの企業の産業医として、残業時間が長い方の面談を行っているのですが（これもオンラインです）、これまで会社に通勤して仕事をしていた方が、急に自宅で仕事をするようになると、慣れないためにオンとオフの区別が曖昧になり、つい長時間、仕事をしてしまうようです。

仕事をはじめる時間はいつもと同じなのですが、昼食、夕食の休憩をはさんで、夜中まで仕事をやってしまう方が結構いらっしゃるのです。おそらく、以前は通勤時間にオン・オフのスイッチを切り替えていたのだと思います。でも、その通勤がなくなり、ずっと家の中にいるために気分転換がうまくできず、しかも、パソコンを開けばいつでも仕事ができるので、絶えず仕事のことが気になって、ついつい遅くまでやってしまうのでしょう。

産業医としてそうした話を聞きながら、お風呂の重要性を再認識しました。オン・オフの切り替えを行っていた通勤時間がなくなったときに、その代わりとなるのが、お風呂です。

夜、お風呂から上がったあとはもう仕事はしない、と決める。お風呂でリラックスすれば、仕事で高ぶっていた交感神経が鎮まり、副交感神経優位に変わっていきます。そうすると心身がオフモードになって、眠りにつきやすくなります。逆に夜遅くまで仕事をしていたら、交感神経が高ぶったままなので寝つきが悪くなります。

また、朝、オンのスイッチが入りにくい方は、オンモードに入るためにお風呂を使うこともおすすめです。あまり長く入浴すると体が温まりすぎて眠くなってしまうので、朝のお風呂は5分以内、もしくはシャワーでもいいでしょう。

夜は、40℃のぬるめのお風呂で副交感神経を刺激してオフモードに。

朝は、42℃の熱めのお風呂（またはシャワー）で交感神経を刺激してオンモードに。

オン・オフのスイッチとしてお風呂を意識的に使っていただければと思います。

コロナ、花粉対策にはシャワーを使う

外出先から自宅へ戻ってきたときに、感染症対策としてまず行うのが手洗い・うがいです。でも、それだけでは髪の毛や顔、体についていたウイルスを家に持ち込んでしまうのではないか、と心配される方もいらっしゃるでしょう。

新型コロナだけでなく、花粉症の方は、花粉も家に持ち込みたくないですよね。花粉対策の基本は、原因である花粉を自宅に持ち込まない、体内に取り入れないことです。

そこでおすすめしたいのが、シャワーを使うこと。

帰宅したら、ざっとシャワーを浴びて体に付着したウイルスや花粉、汚れを落とす。石鹸を使わなくても、お湯で洗い流すだけで十分です。

ちなみに、お風呂が沸いていれば、ドボンと湯船に浸かっていただいても、当然、ウイルスや花粉を落とすことはできますが、2章の「食事が先か、お風呂が先か」でもお伝えしたとおり、帰宅直後の疲れているタイミングというのは、お風呂は避けたほうがいいの

です。
ですから、帰宅したらまずシャワーで汚れを落とし、その後、睡眠の1、2時間前にゆっくりお風呂に入りましょう。

といっても、帰宅後、必ずシャワーを浴びることを推奨しているわけではありません。あくまでも「ウイルスや花粉を家に持ち込むことが気になる方は」です。

たとえば、洋服に付着したウイルスは、数時間はそこで生き続けるといわれますが、それが感染の原因になるかというと、ほとんど心配はいりません。厳密にいえば、脱いだ服は玄関に置いておくのがベストですが、そこまで神経質にならなくてもいいでしょう。寝室に持ち込まないようにすることを意識すれば十分だと思います。

ただ、顔周りは手で触れやすく、その手で目や口、鼻などを触るとウイルスを体内に取り入れてしまう心配はあります。ですから、私自身は、帰宅後の感染症対策としては、手洗い・うがいのほか、顔を洗うだけでも十分だと思います。

お風呂は道具のいらないスポーツジム

「コロナ太り」という言葉もよく耳にします。

コロナ自粛で家にこもっている時間が増えると、どうしても減ってしまうのが、体を動かす時間です。そうすると、体力・筋力が低下し、「フレイル（虚弱）」といって、心身が衰えて要介護の一歩手前の状態に陥ってしまう心配があります。

そうならないためには毎日歩くことが一番ですが、家にいながらできることもあります。実は、自宅での運動という点でも、お風呂は優秀なのです。

まず、浮力によって体が軽くなるので、腰や関節への負担が減ります。

また、温熱効果で血流がよくなるので、痛みが減るとともに、関節は柔らかくなり、筋肉のこわばりも和らぎます。そのため、普段は腰や膝などに不安のある人も楽に安心して体を動かすことができます。

その一方で、お湯の中で体を動かそうとすると、水の抵抗を受けるので、陸上と同じように素早く動かすことはできません。水中では陸上の3～4倍の負荷がかかります。だからこそ、よい運動になるのです。

では、具体的な「風呂トレ」の方法をお伝えしましょう。

◆腹筋を鍛える運動

①浴槽の中に座ったまま、両手のひらをお尻よりも後ろの浴槽の底につく
②両脚を伸ばして揃えたまま、上げ下げを5回繰り返す

陸上で同じ動きをするとかなりきついのですが、お湯の中では浮力が手伝ってくれるので少し楽にできます。脚を下げるときには逆により力が必要になので、ちょうどよい運動になります。

◆脚を鍛える運動

①浴槽の中に座ったまま、浴槽の縁に手をかけ、体を支える

②脚を伸ばして、左右の脚を交互に上げ下げし、ゆっくりバタ足をする

◆腕を鍛える運動

①水中で腕を伸ばし、手のひらでお湯を浴槽の底に向かって押す（5回繰り返す）

②水中で腕を伸ばし、手のひらを水面と垂直にし、お湯を払うように左右に動かす（5回繰り返す）

風呂トレのポイントは、水圧を感じるような動きをすること。陸上ではなんてことのない動きも、水の中で行うと重たく感じられ、適度な筋トレになります。

なおかつ、風呂トレのいいところは、道具が一切いらないこと。

室内で筋トレをしようと思ったら、ダンベルやゴムチューブなど、トレーニング器具を使います。でも、風呂トレでは、しっかりとお湯を張ってその中で体を動かせば、それだけで適度な負荷がかかるので、ほかに道具は必要ありません。

また、かけたい負荷によって道具を変える必要もありません。ダンベルであれば、その人の体力・筋力によって５００ｇなのか１kgなのか、使い分ける必要があります。

その点、風呂トレでは、勢いよく手や足を動かせば、同じだけの力が水から返ってくるので、動かし方だけで負荷を調整することができます。体力・筋力に自信のない人はない人なりの、自信のある人はある人なりの筋トレができるのです。

ただし、浴槽は滑りやすいので、浴槽の底に手をつく、浴槽の縁をもつなどしっかり体を支えながら、安全第一でゆっくり行いましょう！

ウィズコロナの時代も温泉・銭湯は安全

温泉や銭湯といった公衆浴場はいろいろな人が来るので、ウィズコロナの時代には心配になる方もいらっしゃるでしょう。でも、不特定多数が使うお風呂だからこそ、保健所の立ち入り検査も定期的にありますし、もともと感染症対策がしっかり行われています。

温泉や銭湯において特に怖いのが、レジオネラ菌です。自然界に存在する細菌で、感染するとレジオネラ肺炎などを引き起こします。

もしも基準値を超えたレジオネラ菌が検出されると、営業停止などの行政処分を受け、新聞やテレビなどで報じられてしまうため、温泉・銭湯の経営者は、そうならないよう、一生懸命に感染症対策を行っています。それは、コロナが流行するずっと前からです。

どんな対策をやっているのかというと、まず何より大事なのが清掃です。

レジオネラ菌は、いわゆる〝ぬめり〟の中に存在します。そして40℃くらいでより繁殖し、最近よく耳にするようになったエアロゾル（飛沫のようなもの）の中に入って漂い、それを人が吸い込むことで感染します。

ですから、日頃から清掃を徹底してぬめりをなくす、汚れが付着しないようにすることが第一なのです。そのため、どの温泉・銭湯も、浴槽も配管も、お湯を循環させている場合は、ろ過装置まできれいにしています（というより、法律上、きれいにしておかなければいけません）。銭湯では湯を毎日入れ替えるところが多いのですが、温泉などでお湯を循環させている場合でも、1週間に1回以上は完全換水（浴槽の水を完全に入れ替えること）して、浴槽を掃除・消毒しています。

また、「嫌だな」と感じる方もいるかもしれませんが、塩素殺菌も行っています。通常、温泉の場合には、厚生労働省の指針に則って1ℓあたり0・2〜0・4㎎の塩素がお湯に残るようにしてあります。一方、銭湯では水道水を使っているところが多く、水道水も、消毒のために1ℓあたり0・1㎎以上の塩素を保つことが水道法で定められています。

これはレジオネラ菌などの予防のために行われてきたことですが、コロナにも有効です。東京都水道局のホームページにも、コロナウイルスに対する塩素の消毒効果は高く、塩素消毒されている水道水が原因となって新型コロナに感染することはないと考えられる、と書かれています。

ですから、温泉・銭湯でこれまで行われてきたレジオネラ対策が、そのままコロナ対策にもなっているということです。

さらにいえば、乾燥しているところに比べて、湿気や湯気があるところは、飛沫が遠くへ飛びにくいという研究結果も出ています。ということは、温泉や銭湯のようなお湯のある場所は、ほかの場所に比べて感染しにくいといえます。

また、コロナ対策では換気が大事とよくいわれます。もともと温泉や銭湯では湯気を逃がすために換気が整っているところがほとんど。たとえば、銭湯の天井が高いのも、換気をよくするためです。

こうしたことを考えると、温泉・銭湯は、感染症対策がもともとできていて、公共の場所といえども実は感染が起こりにくい、比較的安全な場所なのです。

シャワーの共有、マスクなしは大丈夫？

ただ、「カランやシャワーを共有することが心配」「マスクを着けられないことが心配」という方もいらっしゃるかもしれません。

まずカランやシャワーはお湯で流せば心配することはありません。たとえば、訪問入浴（142ページ参照）でも、使ったあとの浴槽をどうするかということが昔から話し合われてきました。結論はというと、その都度アルコール消毒をしなくても、ただお湯で洗い流す、洗剤で洗浄するだけで、ほとんどの感染症を防ぐことができています。

同じように温泉・銭湯でも、触ったところはお湯で流せば接触感染の心配はありません。

また、マスクを着けられない代わりに、最近では新しい入浴マナーとして「黙浴」という言葉が使われています。黙って入浴しましょう、ということです。

使ったカランやシャワーはお湯で流す、静かに黙って入浴する、くしゃみや咳が出そうになったら手拭いで口を覆う、脱衣室では早めにマスクを着けて静かに脱ぎ着をする――。こうした新しいマナーを身につければ、ウィズコロナの時代にも温泉・銭湯は安心してご利用いただけます。

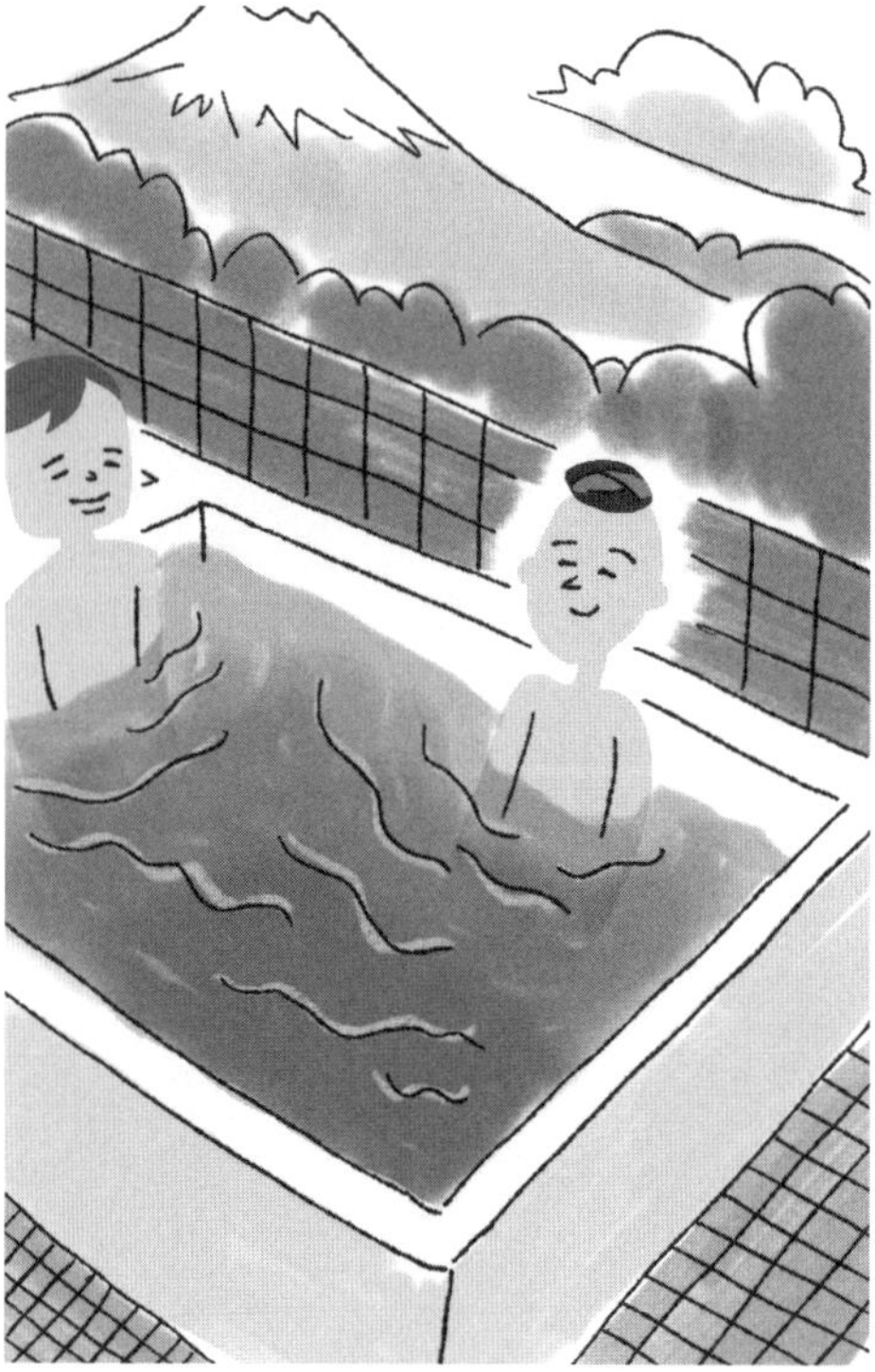

5章

銭湯・スーパー銭湯の上手な利用法

スーパー銭湯は娯楽、では銭湯は？

銭湯とスーパー銭湯。銭湯は昔から身近にあるもの、スーパー銭湯は比較的新しくて広い。そんなふうに、なんとなくイメージの違いはあるかもしれません。

２０２０年に、コロナの流行を受けて最初の緊急事態宣言が出たとき、スーパー銭湯は休業要請の対象となった一方で、一般の銭湯は対象外でした。「同じ銭湯なのになぜ？」と、不思議に思った方もいらっしゃるかもしれません。

なぜ対応が違ったのかというと、銭湯とスーパー銭湯では法律上の位置づけが違うからです。

銭湯もスーパー銭湯も「公衆浴場法」という法律に基づいて運営されています。そしてこの法律では、公衆浴場を「一般公衆浴場」と「その他の公衆浴場」の大きく二つに分けていいます。

一般公衆浴場は、地域住民が衛生的な生活を維持するために必要なものという位置づけです。この一般公衆浴場の代表が、銭湯。つまり、銭湯は、地域になくてはならないもの、ガスや水道などと同じようにライフラインの一つのような存在とされています。だから、緊急事態であろうと、銭湯が閉まったら困るのです。

そして、一般公衆浴場に含まれない公衆浴場がその他の公衆浴場で、スーパー銭湯のほか、スポーツジムやゴルフ場に併設されている大浴場などが該当します。スーパー銭湯のほうは、公共の福祉にかかわるものではなく、娯楽という位置づけです。

では、公共の福祉にかかわる一般公衆浴場（つまりは銭湯のほう）だと、何が変わるのかというと、一つには、物価統制令によって入浴料金が都道府県ごとに決められています。ちなみに、物価統制令というのは戦後に施行されたもので、今でもこの対象として残っているのは公衆浴場の入浴料金だけ。

具体的には、入浴料金（大人）が一番高いのが神奈川県で４９０円、一番安いのが長崎県と宮崎県で３５０円です（２０２１年４月現在）。神奈川県内ではどこに行っても銭湯は1回490円で、長崎県と宮崎県ではどこの銭湯でも1回350円で入ることができます。

500円以下で温泉に入れる銭湯も

銭湯とスーパー銭湯で使っているお湯は違うのかというと、どちらも水道水が多いですが、なかには温泉（地中から湧き出る温水やガスのこと）を使っている浴場もあります。それは、銭湯もスーパー銭湯も同じです。

たとえば、東京・蒲田周辺にある銭湯は「黒湯温泉」として有名で、温泉が使われているので、入浴料金470円を払えば温泉に入れてしまいます（東京都は大人470円）。500円以内で温泉に入れるのですから、温泉好きにとってはかなりうれしい話です。

アメニティグッズはというと、銭湯では基本的には必要最低限のものしか置かれていません。最近でこそ、石鹸、ボディソープ、シャンプーくらいは用意されていますが、昔は本当に何も置いていないところもありました。

一方、スーパー銭湯は娯楽の場なので、そうしたアメニティグッズが充実しているほか、サウナや露天風呂なども含めお風呂が数種類あったり、広い休憩処があったり、食事やマッサージなどのサービスもあったり、設備が豪華で充実しているところが多いです。

その分、料金は銭湯よりも高く、かつ物価統制を受けないので、500円くらいから3000円近くのところまでさまざまです。

おさらいすると、豪華ではないけれど最低限のものは揃っていて、料金が一定なのが銭湯。なおかつ、公共の福祉にかかわる浴場なので、コロナのような感染症が流行ろうと、入りに行くことができます。

一方、娯楽施設として設備が充実していて、料金は施設によってまちまちなのが、スーパー銭湯です。

銭湯に行けばリラックス波が増え、幸福度が高まる

1章では入浴がいかに心と体にいいか、ということをお伝えしました。

では、銭湯で広いお風呂に入るのと自宅のお風呂に入るのとでは、違いがあるのでしょうか。このことについて、全国の銭湯の集まりである全国浴場組合が北海道大学の先生らに依頼して医学的に調べたことがあります。そうすると、広い湯船に浸かると、家庭用のお風呂に入るときの数倍の「アルファ波」が出ることがわかりました。

アルファ波は、心からリラックスしているとき、一つのことに集中しているときに増える脳波です。瞑想中に増える脳波としても知られています。

どうして広いお風呂に入ると、心身が安定してアルファ波が増えるのでしょうか。

おそらく、「広々としている」という視覚的な効果、脚が伸ばせることでのくつろぎなどが影響しているのだと思います。私も、銭湯の広いお風呂に入ると、「あー、気持ちいい」と、よりリラックスできるような気がします。それが脳波にも表れるのでしょう。

そんな銭湯ならではのよさについて、私自身も研究を行ったことがあります。

その結果、銭湯によく行く人たちは、幸福度も、主観的な健康感も高いということがわかりました。「自分は幸せだ」「自分は健康だ」と感じている人が多かったのです。

これは、20代以上の男女558人を対象に行ったウェブ調査の結果です。銭湯に行く頻度によって、①「毎日～週に1回以上」、②「数か月に1回以上」、③「最近行っていない」、④「全く行かない」の4つのグループに分けて比較しました。

まず幸福度は、10段階で評価してもらい、「8～10点」という幸福度の高い人の割合が、

①「毎日～週に1回以上」のグループ　73・3％
②「数か月に1回以上」のグループ　52・9％
③「最近行っていない」グループ　37・9％
④「全く行かない」グループ　42・8％

と、よく銭湯に行く人ほど圧倒的に幸福度が高い人が多かったのです。

主観的健康感のほうも、自分の今の健康状態について「よい」と答えた人の割合が、

①「毎日〜週に1回以上」のグループ　30・0％
②「数か月に1回以上」のグループ　18・4％
③「最近行っていない」グループ　10・5％
④「全く行かない」グループ　19・1％

と、やっぱり定期的に銭湯に行く人のほうが高くなっていました。

「主観的な健康感なんて意味があるの？」と思う方もいらっしゃるかもしれません。でも、主観的な健康感が高い人ほど、将来的に脳卒中などのいろいろな病気になりにくいという研究結果もあり、実はまんざら意味のない調査ではないのです。

では、なぜ銭湯によく行く人は「自分は幸せだ」「自分は健康だ」と感じている人が多

いのでしょうか。私は、広いお風呂に入るという入浴効果だけでなく、銭湯がコミュニケーションの場にもなっているのだろうと思います。

このウェブ調査では、ご近所付き合いや友人・知人との付き合い、笑う頻度との関係も調べたのですが、いずれも「毎日〜週1回以上」銭湯に行く人たちが一番高くなっていました。ご近所付き合いも友人・知人との付き合いも多く、毎日笑う人が多かったのです。

「ソーシャルキャピタル」という言葉、耳にしたことはありますか？

日本語に直訳すると「社会資本」ですが、もっとわかりやすくいえば「人付き合い」「ご近所付き合い」です。ソーシャルキャピタル（＝人付き合い、ご近所付き合い）の豊かな地域ほど、住民の健康度が高いという研究もあり、厚生労働省も「ソーシャルキャピタルを高めましょう！」と推奨しています。

銭湯によく通う人というのは、まさにソーシャルキャピタルが高いのでしょう。そのことが、最終的には幸福度や健康にプラスに働くのだと思います。

井戸水を使った銭湯なら、一番風呂が気持ちいい

「一番風呂はおすすめできない」と、2章でお伝えしました。

簡単におさらいすると、日本の水道水はミネラル分がほとんど入っていない軟水で、なおかつ消毒のために塩素が加えられているので、肌の状態によってはピリピリするなど刺激になることがある。ほかの人が入ったあとの二番風呂以降のほうが、ものが溶け込み、塩素も中和されるので湯触りがよくなる、という話でした。

水道水を使っている銭湯でも同じことがいえます。

でも、銭湯好きの方ほど、オープン直後のまだほかの人が入っていない一番風呂を好むのではないでしょうか。

実際、銭湯の開店直後は、常連さんが多いと聞きます。

そこで、一番風呂派の銭湯愛好家の方におすすめしたいのが、井戸水を使った銭湯です。

井戸水であれば、塩素は少なく、ミネラル分は水道水よりも多いので、お湯が柔らかくな

ります。一番風呂の欠点がなくなるのです。

近所の銭湯が水道水を使っているのか、井戸水を使っているのか（あるいは温泉を使っているのか）を知るには、それぞれの銭湯で聞いてみるか、あるいはウェブサイトを確認するといいでしょう。井戸水（または温泉）を使っているときには、アピールポイントとして書かれているはずです。

また、銭湯によっては、昔ながらの方法でお湯を薪で沸かしているところもあります。薪で沸かすと時間がかかる分、塩素が気化しやすく、湯触りがよくなるといわれます。それだけではなく、「薪で沸かすと、同じ温度でも体が温まりやすい」なんてことを言う方もいらっしゃいますが、それは都市伝説のたぐいかもしれません。

確かに、自宅に比べて銭湯のお風呂のほうが、同じ温度でも体が温まりやすいもの。でも、その一番の理由は、お湯の量です。自宅のお風呂は200ℓ程度なので、冷えた体で入るとどうしても温度が下がってしまいます。その点、銭湯のお風呂は広いので、湯量が多く、人が入ってもそんなに温度が下がりません。温まりやすいのは、単純に湯量の違いです。

スーパー銭湯の楽しみ方――どの順番で入るべきか

スーパー銭湯の一番の魅力は、いろいろな種類のお風呂があることでしょう。広いお風呂もあればこぢんまりとしたお風呂も、ぬるめのお風呂もあれば熱いお風呂も、泡がボコボコ立っているジェットバスもあればサウナも……と、どれから入ろうか、悩む方も多いでしょう。

大原則は、「なるべく体に負荷の小さいお風呂から選んで入る」こと。

では「どんなお風呂が、体への負荷が小さいの?」というと、ポイントは二つあります。「お湯の温度」と「水圧」です。

まず温度のほうは、体温に近いほど負荷が小さいので、37℃前後のお風呂が体にとって最も負荷が小さいということになります。それよりも熱ければ熱いほど、冷たければ冷たいほど、負荷が大きくなります。

たとえば、もし同じ深さの浴槽が二つ並んでいて、片方が40℃、もう片方が42℃であれば、40℃のお風呂のほうから入りましょう。

二つ目のポイントの水圧には2種類あります。一つは「静水圧」といって、深さによる水圧です。深いほど静水圧は大きく、浅いほど小さい。もし半身浴ができるお風呂があれば、スタートのお風呂としてぴったりです。

もう一つは、水の動きによる「動水圧」です。ジェットバスのようなボコボコとお湯が激しく動いているお風呂は、動水圧が大きく、体への負荷も大きい。ジェットバスは、その水圧によるマッサージ効果が気持ちいいのですが、疲れやすいので最初に入るお風呂としてはおすすめできません。


ということをふまえると、最初に入るべきは、動きのない静かなお湯で、浅いぬるめのお風呂ということになります。

といっても、無理に半身浴用のお風呂を探す必要はありません。スーパー銭湯のお風呂は浴槽の縁が階段状になっていることが多いので、まずはその階段部分に腰かけて、浅く浸かる。そのあと、ゆっくり肩まで入るというふうに、徐々に水圧をかけていきましょう。

そして、温度の高いお風呂、ジェットバスや打たせ湯のような動きのあるお風呂は負荷が大きいので、中盤以降にします。

また、スーパー銭湯といえば、サウナを楽しみにされている方も多いでしょう。サウナに入るタイミングは、サウナの種類によって変わります。45℃前後のミストサウナであれば、体への負荷は小さいので最初に選んでいただいてもかまいません。でも、ほとんどのサウナは80℃以上の高温のドライサウナで、100℃近いところも少なくありません。それにサウナ好きの方は、「熱くないとサウナに入った気がしない」とおっしゃいます。

こうした高温のドライサウナの場合は、負荷が大きいので最初は避けて、体が温まってきた中盤以降がいいでしょう。

まとめ！ お風呂の順番はこれで！

なるべく体にやさしいお風呂から選んで入り、少しずつ負荷をかけていき、最後もまたやさしいお風呂で締める、というのが基本です。
最後にポイントだけまとめると、

●まずは、十分なかけ湯で体を慣らす
●最初は、ぬるめ・浅め・静かなお風呂
●あつ湯、ジェットバス、打たせ湯、サウナは中盤に
●最後もやさしいお風呂で締める
●お風呂から上がったら、血流が落ち着くまで30分ほど休憩を

と、最後の休憩までセットで考えていただければと思います。

熱めのお風呂が好きな人は真っ先にあつ湯へ、ジェットバスが好きな人はまずジェットバスへ……と行ってしまいがちですが、お湯の温度と水圧を意識して選びましょう！

温泉療法専門医が教える、サウナの入り方

先ほどサウナの話が出ましたが、最近、サウナがまた人気です。なかにはちょっと心配になる入り方をしている方もいらっしゃるようなので、ここでサウナの入り方についてもお伝えしようと思います。

サウナがお風呂と大きく違うのは、水圧、浮力がないことです。つまりは温熱効果だけ。その意味では負荷が小さいので、ミストサウナのように温度の低いサウナであれば、体にやさしいといえます。

ただ、水圧と浮力がないことは「体にやさしい」というメリットである一方、デメリットでもあります。

温熱効果で血流がよくなる、その結果、慢性の痛みが和らぐ、体の柔軟性が増すといったことはお風呂と同じですが、水圧がないのでマッサージ効果はなく、むくみが改善する

といった効果は弱くなります。また、浮力もないので、体が軽くなるというリラックス感もありません。

そして、何より気になるのがサウナの温度です。温熱効果は欲しいものの、交感神経をあまりに強く刺激することは避けたいところ。熱中症になるほどの熱量も好ましくありません。

また、暖かい空気は上に行くので、同じサウナ室の中でも高いところほど温度が高くなり、足元と頭付近で20℃くらいの温度差が生まれることもあります。頭が温まりすぎるのは、サウナの欠点です。

そうしたことから、温泉療法専門医の立場としては、サウナに入るなら、ぬるめの60℃くらいまでがいいのではないか、と思っています。サウナ好きの方からは「物足りない！」という声が聞こえてきそうですね。

あるいは、温泉地にある箱蒸し風呂のように、箱の中に座って上部の窓から首を出すようなサウナであれば、頭は涼しいのでいいと思います。

サウナに入るときに一番大事なこと

また、サウナ好きの方の間では「ロウリュ」や「アウフグース」と呼ばれる作法が人気です。熱したサウナストーンにアロマ水などをかけて熱い蒸気を出すのが、ロウリュ。フィンランド発祥のサウナの入浴法です。

そして、その蒸気を、熱波師と呼ばれるスタッフがタオルであおいで座っているお客さんに浴びせるというのがアウフグースです。こちらはドイツ発祥だそうです。

どちらもサウナ愛好家に好評なので、スーパー銭湯でも取り入れているところが増えています。

熱い蒸気を出すわけですから湿度が非常に高くなり、体感温度が上がります。ロウリュ、アウフグースは、体への負荷がかなり大きい入り方です。血圧の高い方や年輩の方にはおすすめできません。

サウナの入り方で一番大事なのは、人の真似をして無理をしないということ。

「サウナ愛好家の○○さんはこう言っていた」「向かいのあの人は自分よりもあとに入っ

てきたから、まだ出るわけにはいかない」……などと、人の真似をしたり、人と競い合ったりする必要は全くありません。ただ、自分が心地いいと感じるように入っていただければと思います。たとえば、よくサウナと水風呂がセットのように語られますが、水風呂にも必ずしも入る必要はありません。

日本のサウナは80℃から100℃の間に設定されていることが多く、一方で水風呂は20℃を下回ります。いくらサウナで火照った体を冷やしたいといっても、ちょっと急激すぎる。60℃以上の温度差があるので血圧の急上昇を引き起こし、特に年配の方は脳卒中や心筋梗塞につながるヒートショックを起こしやすいのです。

サウナ後に体を冷やしたい、温冷交代浴をしたいという場合には、水風呂にしっかり浸かるのではなく、手足に水をかけるだけで十分です。30℃ぐらいのぬるめの水でも十分に冷たく感じると思います。

私自身は、サウナに入ったあとは水風呂ではなく、外気浴をしています。ちょっと外に出て風にあたって涼むのです。水に比べて空気のほうが体を冷やす力は弱いので、外気浴のほうが体にやさしい涼み方です。

サラサラ汗よりベタベタ汗？

サウナに関連してもう一つ。

サウナに入ったら汗をダラダラかくまで出たくない、という方は多いでしょう。それも、サラサラした汗では物足りなく、ベタベタした汗を出したいという人も多いようです。「サウナでベタベタ汗をかいて、老廃物を出しましょう！」なんて記事を見かけることもあります。

でも、1章でもお伝えしたとおり、汗をかくことでデトックスはできません。以前、海外でサウナに入ったときの汗の中身を調べた研究がありましたが、有害物質はほとんど入っていませんでした。

サラサラした汗とベタベタした汗――これはどう違うのでしょうか？

まず、本来の汗はサラサラしています。汗は、皮膚にある汗腺でつくられます。汗腺でつくられたばかりの汗には、塩分など体に必要な成分も含まれているのですが、体の外に出る手前で、必要な成分は再吸収してなるべく水だけを外に出すようになっています。そうやって、体内の塩分濃度を保っているのです。

だから、本来の汗は、ほとんど塩分が含まれず、サラサラしています。サラサラ汗が出ているということは、汗をつくる能力の範囲内に収まっている、外の暑さに対して汗が十分に対応できているということです。

ところが、もっと暑くなり体温が上がってくると、「どんどん汗を出して体を冷やさなきゃ！」と、水分を出すのに精いっぱいで塩分などの再吸収が間に合わなくなってしまいます。そうすると、塩分も含む汗が出る。これが、ベタベタ汗の正体です。体内に必要なものを回収できない状態で外に出ているので、ベタベタするのです。

ベタベタ汗が出ているということは、汗をつくる能力が追いつかなくなっているということ。つまりは、「体を温めすぎていてよくないよ！」というサインです。

ですから、ベタベタ汗が出るまで我慢して入ろうなんて思わずに、サラサラ汗が出はじめたら十分に体が温まっている証拠なので、心地よいところでサウナを出ましょう。

高血圧、糖尿病、心不全……症状別ワンポイントアドバイス

「心臓に持病があるのですが、銭湯は大丈夫ですか?」

「皮膚に傷があるときには、やっぱり入浴は控えたほうがいいですか?」

持病のある方から、そんな質問をいただくこともあります。そもそも私がお風呂について研究するようになったのも、「血圧はどのくらいまでであれば入浴していいのか」という疑問からでした。この章の最後に、症状別のアドバイスをお伝えします。気をつけるべきポイントを押さえて、安全に銭湯・スーパー銭湯を楽しみましょう。

◆高血圧・糖尿病・高脂血症の方は、ぬる湯で

42℃以上の熱いお風呂に入ると血圧が上がるだけでなく、酸化ストレスが発生して糖尿病に悪い影響を与えたり、血液中のコレステロールを上げたりする可能性があります。高血圧、糖尿病、高脂血症（脂質異常症）の方は38〜40℃のぬる湯に入りましょう。

また、お風呂に入ると血糖値が少し下がりやすいので、糖尿病の薬を飲んでいる方は低血糖にならないように、空腹時の入浴は避け、食後に入るようにしましょう。

◆心不全・ＣＯＰＤの方は全身浴より半身浴

心不全やＣＯＰＤ（慢性閉塞性肺疾患）など心臓や肺に持病のある方は、全身浴をすると胸が圧迫されて動悸や息切れ、息苦しさを感じることがあります。みぞおちまでの半身浴のほうがいいでしょう。水圧のない岩盤浴や60℃以下の低温サウナ、足湯もおすすめです。加えて、ＣＯＰＤの症状の一つに痰がありますが、入浴中に湯気を吸い込むと痰を出しやすくなります。ＣＯＰＤの方は意識してしっかり湯気を吸い込みしましょう。

◆パーキンソン病・認知症の方は転倒に気をつけて

パーキンソン病の方も認知症の方も転倒しやすいので、浴槽への出入りには注意が必要です。また、体が硬くなりやすいパーキンソン病の方は、足首や膝の曲げ伸ばし、肩回しなど、湯船の中で軽い運動をするといいでしょう。お湯の中では筋肉や関節が柔らかくなるので、普段よりも体を動かしやすくなります。ただし、このときも転倒には気をつけて、体をしっかり安定させて行いましょう。

認知症の方の場合、日中に入浴をして眠くなり昼寝をしてしまうと、夜に眠れなくなって落ち着かなくなることがあります。入浴は夕方以降がいいでしょう。

◆傷・床ずれがあっても大丈夫

傷や床ずれがあっても入浴は問題ありません。ただし、管理者に確認の上、お湯が汚れるのを防ぐために、傷の部分を防水性の被覆材（キズパワーパッドや防水フィルムなど）で覆ってから入りましょう。そして最後に被覆材をはがし、覆われていた部分にシャワーをかけてきれいにしてから上がります。

持病があっても、基本的には入浴も銭湯もあきらめる必要はありません。ただ、同じ病気でも個人差はありますから、心配なことがあれば主治医の先生に確認しましょう。

6章

温泉に行こう

温泉は家風呂をパワーアップさせたもの

自宅のお風呂もいいですが、たまには足を延ばして行きたくなるのが、温泉です。1章で「お風呂は最高の健康法ですよ！」と、とことんお伝えしましたが、温泉は、自宅のお風呂をさらにパワーアップさせたものです。

どのようにパワーアップしたものなのか。まず、温泉にはいくつかの種類がありますが、たとえば塩化物泉には塩が、硫黄泉には硫黄がというように、どんな温泉にも何かしらの成分がたっぷり溶け込んでいます。そうすると、入ったときに体温が上がりやすく、お湯から出てからも上がった体温が下がりにくく、入浴の一番の効果である温熱効果と保温効果がパワーアップするのです。

いろいろなものが溶け込んでいると、なぜ体温が上がりやすく、下がりにくくなるのかという理由は、まだはっきりとはわかっていません。

一つには、温泉に溶け込んでいるものが皮膚の表面について、皮膚から水が蒸発して体の熱を奪うのを防ぐため、保温効果が続くといわれています。たとえば塩が溶け込んでいる塩化物泉であれば、皮膚の表面に塩の膜ができ、それが皮膚の表面での水の蒸発を防ぎ、体温を保ってくれるのです。

ただ、なぜお湯の中にいる間に体温が上がりやすくなるのかは、まだわかっていません。一般的に熱の伝わりやすさを考えると、水よりも塩水のほうが熱を伝えにくいはずです。ところが、なぜか、塩化物泉では体が温まりやすくなる。それは塩に限った話ではなく、ものが溶け込んでいる温泉のほうが、さら湯よりも体を温める力は強いのです。

では、温泉にはどのくらいのものが溶け込んでいるのでしょうか。

温泉の濃さは3段階（低張性、等張性、高張性）に分けられ、その真ん中（等張性）のものでも1ℓあたり8～10gの成分が溶け込んでいます。家庭のお風呂はだいたい200ℓなので、湯船あたりに換算すると1・6～2kg溶け込んでいることになります。湯船に2kgのものが溶け込んでいることを想像してみてください。入浴剤1袋がせいぜい30gや50g程度ですから、温泉がいかにすごいかがわかっていただけると思います。

温泉地の空間がもたらす「転地効果」も

もう一つ、温泉が自宅のお風呂よりも優れているのは「転地効果」です。日常の生活空間とは異なる、自然豊かな環境に身を置くことでストレスが和らぎ、自律神経のバランスが整うというもの。温泉に入らなくても、温泉地に来ただけでなんだか心も体もリフレッシュする。それが転地効果です。広々とした海や雄大な山に臨む絶景の露天風呂などに浸かれば、なおさらです。これは、自宅のお風呂では得られません。

その点、銭湯であっても、いつもと違う空間、いつもと違うお風呂なので、転地効果を得られるかもしれません。

たとえば、銭湯の建物は昔ながらのものが多く、「唐破風屋根」と呼ばれる、もともとはお城や寺社に使われていた日本の伝統的な建築様式の屋根が残っていたり、浴室には大きな壁画があったりと、趣のある非日常の空間です。新しくできたスーパー銭湯も、インテリアや空間づくりに凝っているところが多いので、行くだけでなんだか気分が盛り上がります。

さて、温泉に話を戻しますと、いろいろなものが溶け込んでいることでの温熱効果と保温効果の高さ、そして非日常の自然豊かな環境がもたらす転地効果という2点が、自宅のお風呂との大きな違いです。

温まりが強いということでいえば、家のお風呂と同じように入っていると、のぼせてしまいます。自宅のお風呂は「40℃で10分」をおすすめしていますが、温泉ではもう少し短めのほうがいいでしょう。額に汗がにじんできたら、上がりどきです。

「せっかく温泉に来たのだからもったいない」とつい長湯したくなる気持ちはわかりますが、欲張りすぎないことが大事です。皆さん、温泉地に1泊するとなったら、2、3回は温泉に入るのではないでしょうか。何度も入るときには、なおさら一回あたりの入浴時間は短めに。

たとえば、温泉をはしごする「外湯巡り」をするときには、1か所10分も浸かっていたらのぼせてしまいます。味見をするような感覚で、湯触りや体が温まる感じ、湯気の香りなどを1、2分で味わって、次に移ることをおすすめします。

温泉では欲張りすぎないことに注意しつつ、強力な健康効果を満喫しましょう。

温泉の選び方――パンフやウェブサイトの写真でわかること

温泉に行こうと思い立ったとき、まず見るのが旅行のパンフレットやガイドブック、旅行サイトではないでしょうか。

「疲れているので、にごり湯のほうが癒やされそう」「色がついている温泉のほうが、疲れが取れそう」などと思う方は多いかもしれませんが、ちょっと待ってください。

温泉を選ぶときの第一のポイントは、先ほどの銭湯の入る順番の話と同じで、「体にとって負荷が大きいか、小さいか」です。

温泉は家風呂をパワーアップさせたものだからこそ、本当にぐったり疲れているときには、体に対する負荷の小さいマイルドな温泉を選びましょう。逆に元気なときにもっと元気をもらいたい場合は、ちょっと強めの温泉をおすすめします。

「体にとって負荷が大きいか、小さいか」を判断する方法は「泉質」（温泉の化学的な性質のこと）を見ることですが、パンフレットやホウェブサイトで温泉の写真を見るだけでも、ざっくり判断することはできます。

まず泉質についてですが、温泉のなかでも一定の成分を含む療養向きの温泉を「療養泉」といい、①単純温泉、②塩化物泉、③炭酸水素塩泉、④硫酸塩泉、⑤二酸化炭素泉、⑥含鉄泉、⑦酸性泉、⑧含よう素泉、⑨硫黄泉、⑩放射能泉――の10種類に分類されています。

このうち前半の5種類（①～⑤）が比較的やさしいマイルドな温泉で、後半の5種類（⑥～⑩）が体への負荷の大きい、ちょっとハードな温泉になります。

それぞれの温泉がどちらのグループの温泉なのか、写真でざっくり判断するときにヒントとなるのが、「色」です。

「含鉄泉」「含よう素泉」は茶色系、「酸性泉」は白濁、「硫黄泉」は白濁や青白い色のものが多く、その他は無色透明のものが多いのです。つまり、色がついている温泉は、強力な温泉が多いということ（ただし、放射能泉は無色透明のものが多いなど、例外もあります）。

色付きの温泉はとても魅力的ですが、ちょっとハードなので、あまりにも疲れているときには避けていただいたほうが安心です。

10種類を押さえておくと、さらに選びやすい

先ほど、療養泉には10種類あることを紹介しました。

ざっくりでかまいませんので、それぞれどういう特徴があるのかを押さえておくと、より温泉を選びやすく、選ぶのも楽しくなると思いますので、簡単に紹介しておきましょう。

①単純温泉

日本で一番多い温泉です。ただ「単純温泉」に特有の成分があるわけではなく、ほかに分類されない〝その他の療養泉〟のことを単純温泉といっています。そのため、塩化物泉に近い単純温泉もあれば、硫黄泉に近い単純温泉もあるなど、効果はいろいろです。

②塩化物泉（食塩泉）

【特有の適応症】きりきず、皮膚乾燥症／飲用は便秘、萎縮性胃炎

単純温泉に次いで多いのが塩化物泉です。塩分を含んでいるので、入ると皮膚の表面に塩の被膜ができて温まります。温まりが強いことが特徴で、「熱の湯」と呼ばれます。

③炭酸水素塩泉（重曹泉）

【特有の適応症】きりきず、皮膚乾燥症／飲用は胃十二指腸潰瘍、逆流性食道炎、痛風、糖尿病

重曹が皮膚の汚れを取ってくれるので、湯上がりがすっきりすることが特徴です。体は温まりつつもすっきりと清涼感があるので、「冷えの湯」と呼ばれます。

④硫酸塩泉

【特有の適応症】きりきず、皮膚乾燥症／飲用は高コレステロール血症、便秘、胆道系機能障害

タイプとしては塩化物泉と似ています。塩分が含まれているのは同じなので、硫酸塩泉も温まりが強く保温効果の高い温泉です。

昔ながらの粉末の入浴剤に硫酸ナトリウムを主成分とするものが多いのは、この硫酸塩泉を真似てつくられているからです。

⑤二酸化炭素泉（炭酸泉）

【固有の適応症】きりきず／飲用は胃腸機能低下

日本では少なく、全源泉のなかの0・6％しかありません。ただ、最近ではスーパー銭湯などで、人工的に二酸化炭素を溶け込ませた人工炭酸泉を見かけることが増えました。

一番の特徴は、血流改善効果です。お湯に溶け込んだ二酸化炭素が皮膚から吸収されると、血管を直接拡張させる働きがあるため、温熱効果とダブルで血流が改善されます。

また、実際の温度よりも温かく感じるという特徴も。これは、二酸化炭素が温かさを感じる皮膚のセンサーを刺激し、冷えを感じるセンサーをブロックするから。38℃でも40℃くらいに感じられるため、天然の二酸化炭素泉も人工炭酸泉も、湯温をぬるくしているところが多いです。そのため、ほかの温泉に比べて、のぼせずに長く入っていられます。

ちなみに、皮膚の表面にプツプツとサイダーのような泡がつかないと「物足りない」と感じる方もいるようですが、吸収されるのは、あくまでもお湯に溶け込んでいる見えない二酸化炭素です。

ここまでが、比較的マイルドな温泉です。次に、より強力な5つの温泉を紹介しましょう。

⑥含鉄泉

【固有の適応症】飲用に鉄欠乏性貧血症

鉄が含まれる温泉です。源泉から出てきた瞬間は透明ですが、酸素と触れると鉄イオンが酸化鉄になるため、鉄さびの色になります。赤茶色の見た目にインパクトがあり、入ると温まりも強い温泉です。

昔は、婦人科系の病気にいいなど、いろいろな適応症（その温泉に入ることで効果が期待できる病気や症状）があるといわれていました。ところが、あらためて調べてみると研究が少なく、2014年の見直しで独自の適応症がなくなってしまった……というちょっとかわいそうな温泉ですが、全温泉共通の適応症はちゃんとあります。

⑦酸性泉

【固有の適応症】アトピー性皮膚炎、尋常性乾癬、表皮化膿症

塩酸、硫酸、ホウ酸などを含み、殺菌力が強いといわれています。

アトピー性皮膚炎などの慢性的な皮膚病に効果が期待できますが、皮膚への刺激は強いので、療養目的で入るときには主治医の先生に相談することをおすすめします。そして、肌の弱い方、高齢の方は湯ただれを起こすことがあるので、入浴後は真水で洗い流しましょう。

⑧含よう素泉

【固有の適応症】飲用に高コレステロール血症

よう素を含み、飲むことでコレステロールを下げる効果があることがわかって、2014年に新たに追加された療養泉。新しい分類なので、まだ数は多くなく、効用の検証もこれからです。ただ、温泉は10年に1回分析することが義務づけられているので、次の分析の際に、含よう素泉に分類される温泉が増えるかもしれません。

⑨硫黄泉

【固有の適応症】アトピー性皮膚炎、尋常性乾癬、慢性湿疹、表皮化膿症／飲用に糖尿病、高コレステロール血症

硫黄泉特有の匂いの正体である硫化水素が、炭酸泉の二酸化炭素と同じように皮膚から吸収されると血管を広げる働きがあり、血流を改善してくれます。その効果は二酸化炭素よりも強いといわれています。ちなみに、硫化水素ガスは濃度が高いと危ないので、換気のため、湯船のつくりや建物の建て方には細かい基準が設けられています。皮脂を取り除く力が強いので、皮膚の乾燥しがちな高齢の方は酸性泉と同様に、真水で洗い流すのがおすすめです。

⑩放射能泉

【固有の適応症】痛風、強直性脊椎炎

微量の放射能を含む温泉で、「ラジウム泉」「ラドン泉」とも呼ばれます。

「放射線が体にいいの？」と思うかもしれませんが、弱い放射線は、体にとっていい刺激になり、痛みが取れる、免疫力が高まるといったことが報告されています。なかでもリウマチ

系の痛みに効果があることが昔からいわれてきました。

以前に、放射能泉のある地域とその他の地域でがんの発生を比べる調査が行われましたが、結果は変わりませんでした。日本の放射能泉は岩盤の性質上、弱いところが多く、また、入浴後はすぐに体の外へ排出されるので心配はありません。

共通の適応症はこんなにある

駆け足で10種類の温泉の特徴を紹介してきました。前半の5種類が比較的体にやさしいマイルドな療養泉で、後半の5種類がより強力な療養泉なんだということと、それぞれの特徴をざっと把握していただければと思います。

最後に、すべての温泉に共通する適応症を紹介しましょう。研究結果に基づき環境省が決めたものです。

●筋肉もしくは関節の慢性的な痛み・こわばり（関節リウマチ、変形性関節症、腰痛症、

神経痛、五十肩、打撲、捻挫などの慢性期）
●運動麻痺における筋肉のこわばり
●冷え性、末梢循環障害
●胃腸機能の低下（胃がもたれる、腸にガスがたまるなど）
●軽症の高血圧
●耐糖能異常（糖尿病）
●軽い高コレステロール血症
●軽い喘息または肺気腫
●痔の痛み
●自律神経不安定症、ストレスによる諸症状（睡眠障害、うつ状態など）
●病後回復期
●疲労回復、健康増進

先にご紹介した固有の適応症以外にこれだけの効能があります。温泉に行きましょう！

「環境で選ぶ」も大事

温泉がある環境（ロケーション）も、選ぶときのポイントの一つです。

森の中にあるのか、山にあるのか、それとも海岸沿いにあるのか――。

ぐったり疲れているときに癒やされに行くには、森や海岸の温泉がおすすめです。

理由を説明しましょう。森の場合は、湿度が適度にあり、何より一日の中の温度差が大きくありません。温度が急激に上がったり下がったりすると体は疲れてしまいますので、寒暖差の少ない環境のほうが、体にとってやさしいのです。

それに加えて、森の中にある温泉では、温泉に入って得られる効果だけでなく、森林浴の効果も期待できます。

海岸沿いはというと、海面から揮発した、海水由来のミネラルを含んだ湿り気のある空気が気管などを潤してくれるので、私たちの体にとって、とてもやさしい環境です。それに、海が近いと、一日の中の温度の変化がほとんどないので、そういう意味でも、疲れたときの療養場所としておすすめです。

昔から、ぜんそくなどの転地療法のために、海岸沿いに病院がつくられてきました。それは、海沿いの環境が療養に向いていたからこそでしょう。

また、「タラソテラピー」という言葉、聞いたことはありますか？　海洋性の気候のもとで海水や海藻、海の泥を用いて行う自然療法（＝海洋療法）のこと。タラソテラピーでは、温泉の代わりに沸かした海水が使われます。海水はもともと塩分濃度が高い（3・5％ほど）ので、沸かして使うと濃い塩化物泉と同じような効果があるのです。

海岸沿いの温泉は、タラソテラピーのような効果もありますし、海から漂う湿度のある空気を吸い込むことができ、景色も広々としているので、疲れを癒やしてくれます。

一方、高い山の温泉は、疲れているときにはおすすめしません。高さが低ければいいのですが、標高が高いと気圧が下がり、空気が薄くなり、交感神経が刺激されるのです。目安は1000ｍ。1000ｍ以上の山の頂上付近にある温泉は、元気な方が高地トレーニングのような感覚で行くにはいいのですが、疲れを癒やしに行く場合にはおすすめできません。

循環温泉、源泉かけ流し、自噴泉

「循環か、源泉かけ流しか」も、温泉を選ぶときに気にされる方は多いでしょう。

一般的には源泉かけ流しのほうが理想ですが、「絶対に源泉かけ流しのほうがいい」とはいえません。

大原則として、温泉は限りのある資源です。なかには少ない湧出量をたくさんの旅館で分け合っている温泉地もあります。そうすると、お湯をろ過しながら循環して使わざるを得ません。

そして、いくつかの場合を除いては、私は循環式も決して悪くないと思っています。

では「いくつかの場合」とはどういう場合かというと、一つは、お湯の管理が悪い場合です。管理のよし悪しは外側からは見えにくいのですが、私たちが客として見えるところ、使うところの清掃が行き届いている施設は、お湯の管理もきちんとしているでしょう。逆に表の清掃が行き届いていないところは、お湯の管理も悪い可能性があります。

温泉成分が固まって床などにこびりついている、露天風呂の底がヌルヌルしているなど、お客さんの目線で「あれ？」と思うところは、お湯の管理も甘いかもしれません。

逆にいうと、きれいに掃除がされているところはちゃんとお湯も管理しているでしょうから、循環式であっても安心いただいていいと思います。さらにいえば、脱衣室が暖められていて、給水機が置かれているところは、健康にも気を配られているので、さらに安心です。

もう一つ、循環式だとお湯の質が落ちてしまうのが、温泉の主成分が硫化水素や二酸化炭素などのガス（気体）の場合です。硫黄泉や二酸化炭素泉のようにガスが溶け込んでいる温泉では、時間がたつほどに温泉水が変わってしまいます。温泉水の老化現象と呼ばれています。

泉質にもよりますが、10時間もたてばかなり変わるでしょうから、朝、浴槽に入れたとすれば夕方にはガスが抜けて、お湯が変わっている可能性があります。

一方で、塩水は時間がたってもほとんど変わらないので、塩分が溶け込んでいる塩化物泉や硫酸塩泉、炭酸水素塩泉は、循環させても成分はあまり変わりません。

源泉かけ流しを超える最高の温泉とは

源泉かけ流しは、源泉から直に温泉水が入ってきて、溢れた分は再利用せずにかけ流し状態にすること。常に新鮮な温泉水が流れているわけですから、理想です。

では、そんな源泉かけ流しにデメリットはないのかというと、一点、気をつけなければいけないポイントがあります。それは湯量です。浴槽に対して注ぎ込む量が少ないと、お湯は汚れていきます。

当たり前ですが、大きな浴槽でたくさんの人が入るのに、上から注がれる湯量は少なければ、汚れがたまっていきます。そうすると、源泉かけ流しだからいい、とは必ずしもいえないのです。

十分なお湯が注ぎ込まれているのなら、源泉かけ流しが理想ですが、浴槽に対して十分な量のない源泉かけ流しであれば、むしろ循環式のほうがいいと思います。

また、循環式にしても源泉かけ流しにしても、源泉からの距離が遠ければ、その間に温泉水が老化してしまうこともあります。たとえば、含鉄泉は空気に触れると鉄成分が酸化して色が変わります。変わることが必ずしも悪いわけではありませんが、源泉かけ流しであっても、源泉からの距離が遠ければ、性質が変わることがあるということは知っておいてほしいと思います。

なかには、源泉から1km以上離れていて、パイプで送っていたり、いったんどこかにためてから各温泉施設に配湯されたりするところもあります。そうすると、源泉で湧いてから湯船に注がれるまでには時間がかかることもあるのです。

その点、一番いいのは「浴槽直結の自噴泉」です。自噴泉とは地面から自然に湧き出てくる温泉のこと。

湯船の足元から湧き出てる温泉水が浴槽にたまっていくわけですから、空気にも触れませんし、距離もありません。数が少ないのが難点ですが、湧き出たばかりの温泉をそのまま楽しめる、最高の温泉が自噴泉ではないでしょうか。循環温泉、源泉かけ流しとの違いを一度味わってみてはいかがでしょう。

温泉分析書はここだけ見れば大丈夫

温泉施設に行ったときに、「温泉分析書」というものが脱衣所などに掲示されているのを見たことはありますか？　「この温泉はこういう温泉ですよ」ということを教えてくれる履歴書のようなものですが、細かくいろいろと書かれているので、「見てもよくわからない」「ちゃんと見たことがない」方がほとんどかもしれません。

いろいろ書かれていますが、「どんな温泉なのか」を知るために見てほしいポイントはたった1か所です。

下のほうにある「泉質」と書かれた部分、ここさえチェックしていただければOKです。

「泉質……ナトリウム・カルシウム―塩化物温泉（高張性・弱アルカリ性・高温泉）」

たとえば、こう書かれていたとしましょう。

入っている成分のなかで一番多いのがナトリウム、カルシウムで、先ほどの10の温泉のうち塩化物泉にあたる、ということです。

高張性は、温泉の濃さのこと。人の体液と同程度の濃さが「等張性」で、それよりも濃いのが「高張性」、薄いのが「低張性」と、次のように3段階に分かれています。

●低張性……溶けている成分が1ℓ（1kg）あたり8g未満
●等張性……溶けている成分が1ℓ（1kg）あたり8g以上10g未満
●高張性……溶けている成分が1ℓ（1kg）あたり10g以上

体にとって一番ストレスがないのが等張性で、濃ければ濃いほど、薄ければ薄いほど刺激が強くなります。

次に「弱アルカリ性」は名前のとおりで、ペーハー（pH）値による分類です。「酸性」「弱酸性」「中性」「弱アルカリ性」「アルカリ性」の5段階に分かれています。

体にとって一番ストレスがないのはもちろん中性ですが、弱酸性、弱アルカリ性も負荷は小さいと考えていただいていいでしょう。一方、酸性、アルカリ性は、皮膚にとってはちょっと刺激が強くなります。

最後の「高温泉」は、源泉での温度です。これは「冷鉱泉」「低温泉」「温泉」「高温泉」の4段階に分かれています。

●冷鉱泉　25℃未満
●低温泉　25℃以上34℃未満
●温泉　34℃以上42℃未満
●高温泉　42℃以上

ここまで見てきたように、温泉分析書の「泉質」の部分をチェックすれば、どのタイプの温泉で、濃さはどのくらいなのか、酸性なのかアルカリ性なのか中性なのか、温度はどうか――がひととおりわかります。

せっかく温泉に入るのなら、何もわからないまま入るよりも（それでも十分に気持ちいいとは思いますが）、どういう温泉なのかがわかった上で入るほうが、ありがたみも楽しさも増すのではないでしょうか。

下のほうの「泉質」の部分さえチェックすればＯＫですので、次回温泉施設に行くときにはぜひご確認ください（ただし、この分析書の情報は温泉の源泉でのもの。浴槽に入っているお湯と全く同じというわけではありません）。

露天風呂はなぜ気持ちいい？――脳は温めてはいけない

どんな温泉も、入ると心も体も温まってリラックスできますが、露天風呂は、またひときわ気持ちのいいものです。

なぜ露天風呂は気持ちいいのでしょうか。

一番の理由は、頭が冷やされるからでしょう。

脳は、常にエネルギーを使って活動している部分なので、あまり温めるとよくありません。パソコンと同じで、熱くなりすぎるといろいろな働きが低下してしまいます。

「頭寒足熱（頭は冷やし、足を温めると健康にいい、ということ）」という言葉があるように、頭は温めないほうがいいのです。

露天風呂は、体は温泉で温まり、首から上は冷たい外気に触れて表面から冷やされます。

頭や顔の表面だけ冷やして意味があるのかと思われるかもしれませんが、大いにあります。

頭や顔の表面の血管は、頭の内側の血管とつながっているので、首から上の表面を冷やすことは、頭の内側、つまりは脳の温度を下げることに直結するのです。このことは「選択的脳冷却」と呼ばれています。

ちなみに、高温環境で全身そのままの場合と、首から下は温めて頭だけ冷やした場合とを比べた研究があるのですが、頭だけは冷やしたほうが体力が持続するなど、体の機能が向上するという結果が出ていました。

体を温めながらも頭だけは適度に冷やして脳内の温度が上がらないようにしたほうが、体の調子もよくなるということでしょう。だから、露天風呂は気持ちいいのです。

風邪で熱が出たときに、おでこに冷たいタオルや冷却シートをあてると気持ちがいいのも、同じです。おでこだけ冷やしても意味がないのでは、と思っていた方もいらっしゃるかもしれませんが、血管は内側につながっているので十分に意味があります。

上がり湯は必要？

「温泉では、上がり湯は必要ですか？」

「せっかく〝美肌の湯〟に入ったのに、洗い流したらもったいないですよね？」

温泉から上がるときには、ざっとシャワーをかけるべきか、そのまま上がるべきか――。

この答えは、温泉の種類によって変わります。

たとえば、「美肌の湯」とも呼ばれるアルカリ性の温泉の場合。

アルカリはタンパク質を溶かす働きがあるので、アルカリ性のお湯は皮膚の表面の古くなった角質を取ってくれます。いわば、ピーリングに似た効果があるのです。ちなみにピーリングとは、酸性の物質で肌の表面の古くなった角質を取り除き、新しい皮膚が生まれるのを促すという美容法です。

アルカリ性の温泉に入ると、ピーリングと同じで古くなった角質を取ってくれるので、肌がつるつるした感じになります。そのため、「せっかく美肌の湯に入ったのだから、そのままに」と洗い流さない方がいらっしゃるのですが、これはＮＧ。アルカリ成分が肌に付着したままだと、絶えず刺激を受け続けることになるので、かえって肌が傷みます。アルカリ性の温泉に入ったときには、必ず水道水で洗い流しましょう。また、角質を取ってくれるということは肌のバリアが薄くなっているということなので、保湿ケアも欠かせません。

ちなみに、アルカリ性の温泉のなかには、つるつるというより、ヌルヌルするものもあります。これは、アルカリ成分が皮脂と反応して石鹸のような成分ができるから。これも、上がるときには洗い流しましょう。

同じように酸性の温泉も肌への刺激が強いので、上がり湯をしたほうがいいでしょう。それから、含鉄泉、酸性泉、含よう素泉、硫黄泉、放射能泉という強い温泉も、上がり湯をすることをおすすめします。

そのほかの温泉（中性・弱酸性・弱アルカリ性のマイルドな温泉）では、成分が肌についたままのほうが、保湿や保温効果が高まるので上がり湯は必要ありません。

おわりに

最後まで読んでくださって、ありがとうございます。

「どうして日本人は、こんなにもお風呂が好きなのでしょうか」

この本の執筆に向けて打ち合わせをしているときに、担当編集者の高倉さんより質問を受けました。

私自身、お風呂も銭湯も温泉も大好きですし、周りを見渡しても、お風呂好きの人が多いです。少なくともこの本を手に取ってくださった方は、お風呂が好きだからこそ、気になったのではないでしょうか。

日本では当たり前となっている「毎日お風呂に入る」という習慣は、海外では当たり前ではありません。実は稀な文化です。いえ、稀というよりも、毎日のように湯船に浸かる習慣をもっている国は日本だけです。

なぜ、日本ではこんなにもお風呂が当たり前になったのか――。

私は、温泉の存在が大きいように思います。今のように給湯器がなかった時代には、お湯を沸かすのは大変な作業でした。でも、火山国である日本には、ありがたいことに自然に温かいお湯が湧き出てくる温泉が全国にたくさんありました。

今、温泉の源泉は、全国に2万7000か所あります。これは、海外に比べると断トツに多い数です。

お湯にアクセスしやすい環境があった。そのことが、日本人にとってお風呂が身近になった一番の理由ではないかと思います。

さらに、貧しい人や病に苦しむ人に温浴を施す「施浴」という仏教の考え方があったために、お風呂に入るという習慣がすたれずに残ったのでしょう。

今、日本人の平均寿命は男女ともに80歳を超え、世界でも一、二を争う長寿国になりました。食文化や医療制度などいろいろな理由が指摘されていますが、私は、お風呂が身近にあったことも無関係ではないと思っています。

本文で紹介してきたように、毎日のお風呂が心臓病や脳卒中、糖尿病などの病気の予防にも、介護の予防にもなる。疲れを取ってよい睡眠に導いてくれるから、翌日はまた元気に活動することができる。

そうした積み重ねが、日本人の長生きを支えてきたのでしょう。

2章で紹介したとおり、いくつか気をつけてほしいポイントはありますが、ただ湯船に肩まで浸かるだけで、3倍から5倍にも全身の血流がよくなります。手軽なわりに、かなり強力な健康効果が手に入るのが、入浴です。

この本を読み終えてちょっと目が疲れてしまったかもしれませんね。なるべくわかりやすく、やさしく書いたつもりですが、それでも肩が凝ってしまったかもしれません。

さぁ、今夜もゆっくりお風呂に入りましょう！

２０２１年5月　早坂信哉

主要参考文献

日本温泉気候物理医学会編『新温泉医学』日本温泉気候物理医学会（2004）
阿岸祐幸編『入浴の事典』東京堂出版（2013）
阿岸祐幸編『温泉の百科事典』丸善出版（2012）
早坂信哉『最高の入浴法』大和書房（2018）
早坂信哉, 他『入浴検定公式テキスト お風呂の「正しい入り方」』日本入浴協会（2017）
東京ガス・都市生活研究所ホームページ
日本浴用剤工業会ホームページ
株式会社バスクリンホームページ
Yagi A, Hayasaka S, et al. J Epidemiol 2019;29(19):451-456.
Ukai T, et al. Heart 2020;106:732–737.
Kamioka H, et al. Diabetes Metab Syndr Obes. 2020;13:5059-69.
Goto Y, Hayasaka S, et al. J Jpn Soc Balneol Climatol Phys Med. 2014;77 (2):171-182.
早坂信哉, 他. 第 86 回日本温泉気候物理医学会総会学術集会・学術集会 . 2021
早坂信哉, 他. 日本健康開発雑誌 2021; https://doi.org/10.32279/jjhr.202142G07
宮坂昌之, 他編『標準免疫学』第 3 版 医学書院（2016）
大森治紀, 他編『標準生理学』医学書院（2019）
Bieuzen F, et al. PLoS ONE 2013; 8(4):e62356.
Hayasaka S, et al. J Jpn Soc Balneol Climatol Phys Med. 2015;78 (2):138-146.
Haghayegh S, et al. Sleep Medicine Reviews 2019;46:124-135.
早坂信哉監修 . 熱と暮らし通信. リンナイ株式会社（2019）
岡山雅信, 他. プライマリケア . 2000; 23(3):234-238.
鈴木恵理, 他. 日本温泉気候物理医学会雑誌 . 2007;73(3): 127-132.
早坂信哉, 他 . 日本健康開発雑誌 . 2018;39 1-5.
向井克之, 他 . Jpn. Pharmacol Ther. 2018;46(5) 781-799.
堀進悟, 他 .「入浴関連事故の実態把握及び予防対策に関する研究」厚生科研報告書 .（2014）
早坂信哉, 他 . 日本温泉気候物理医学会雑誌 .2016;79(2):112-118.
Tadano K, et al. Medicine and Biology. 2010;154(8):376-386.
一般財団法人日本健康開発財団編 . 温泉入浴指導員講習会資料 .（2021）
衛生微生物研究センターホームページ
野崎豊, 他 . 第 60 回日本栄養・食糧学会大会 . 2010
Hayasaka S, et al. Complementary Therapies in Clinical Practice 2013;19:243-245.
早坂信哉, 他 . 日本健康開発雑誌 . 2020;41:58-64.
早坂信哉, 他 . 日本健康開発雑誌 . 2020;41:52-57.
町田忍, 他監修「銭湯検定公式テキスト 1 改訂版」草隆社（2020）
早坂信哉監修「銭湯検定公式テキスト 2」草隆社（2020）
環境省自然環境局長通知 . 環自総発第 1407012 号 .（2014）
Nagasaka T. Jpn J BIometeor. 2000; 37(1):3-13.
大河内正一, 他 . 温泉科学 . 2012;62:237-250.

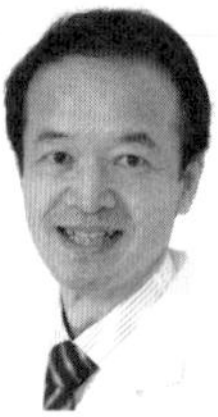

早坂信哉（はやさか・しんや）

温泉療法専門医、博士（医学）、東京都市大学人間科学部学部長・教授。1968年生まれ、自治医科大学医学部卒業、同大学院修了。地域医療の経験から入浴の重要性に気づき、20年以上にわたって3万人以上の入浴を調査した、お風呂や温泉に関する医学的研究の第一人者。わかりやすい解説でテレビ、ラジオや新聞、雑誌、講演など多方面で活躍中。日本健康開発財団温泉医科学研究所所長、日本温泉気候物理医学会理事、日本銭湯文化協会理事。著書『最高の入浴法』（大和書房）、『入浴検定公式テキスト』（日本入浴協会）など。

おうち時間を快適に過ごす
入浴は究極の疲労回復術

2021年7月1日　初版第1刷発行

著　者　早坂信哉
発行人　川崎深雪
発行所　株式会社 山と溪谷社
〒101-0051
東京都千代田区神田神保町1丁目105番地
https://www.yamakei.co.jp/

印刷・製本　大日本印刷株式会社

◆乱丁・落丁のお問合せ先
山と溪谷社自動応答サービス
電話 03-6837-5018
受付時間／10：00～12：00、13：00～17：30
（土日、祝日を除く）
◆内容に関するお問合せ先
山と溪谷社
電話 03-6744-1900(代表)
◆書店・取次様からのお問合せ先
山と溪谷社 受注センター
電話 03-6744-1919　FAX 03-6744-1927

乱丁・落丁は小社送料負担でお取り替えいたします。

Printed in Japan
ISBN978-4-635-49056-6

編集　高倉 眞
　　　橋口佐紀子
デザイン　松沢浩治(DUG HOUSE)
　　　　　春日井智子(DUG HOUSE)
イラスト　長門 繭
校正　中井しのぶ